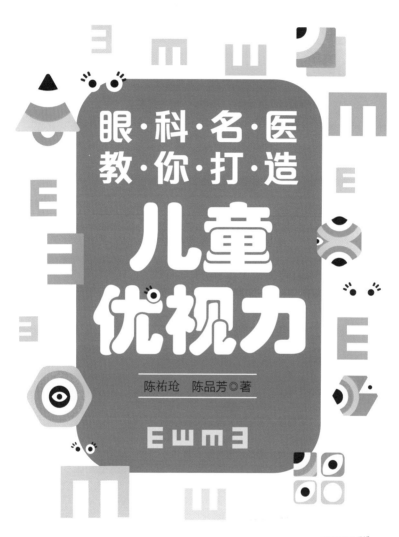

眼·科·名·医
教·你·打·造

儿童优视力

陈祐玱　陈品芳◎著

U0200760

人民东方出版传媒

东方出版社

图字：01-2020-0723

本书中文繁体字版本由出色文化事业出版社在台湾出版，今授权人民东方出版传媒有限公司在中国大陆地区出版其中文简体字平装本版本。该出版权受法律保护，未经书面同意，任何机构与个人不得以任何形式进行复制、转载。

图书在版编目（ＣＩＰ）数据

眼科名医教你打造儿童优视力/陈祐玱，陈品芳著.
—北京：东方出版社，2020.8
    ISBN 978-7-5207-1583-6

Ⅰ.①眼… Ⅱ.①陈… ②陈… Ⅲ.①儿童－视力保护 Ⅳ.①R779.7

中国版本图书馆CIP数据核字（2020）第116921号

眼科名医教你打造儿童优视力
（YANKE MINGYI JIAONI DAZAO ERTONG YOU SHILI）

作　　者：陈祐玱　陈品芳
策划编辑：鲁艳芳
责任编辑：黎民子
出　　版：東方出版社
项目合作：锐拓传媒
发　　行：人民东方出版传媒有限公司
地　　址：北京市朝阳区西坝河北里51号
邮政编码：100028
印　　刷：北京联兴盛业印刷股份有限公司
版　　次：2020年8月第1版
印　　次：2020年8月北京第1次印刷
开　　本：880毫米×1230毫米　1/32
印　　张：5.75
字　　数：66千字
书　　号：ISBN 978-7-5207-1583-6
定　　价：48.00元
发行电话：（010）85924663　85924644　85924641

前言

　　每天清晨醒来，你我一睁开眼就通过视觉与这美丽的世界交流互动，视力可以说是人类与生俱来最珍贵的资产了！

　　随着升学压力愈来愈大、教育学习强度不断攀升，加上资讯科技发达、使用"3C"的时间与机会一再增加，现代儿童视力问题愈来愈严重，许多家长为此烦恼头痛不已、辗转反侧，深怕孩子的视力在起步阶段就走错了路，给未来的人生前景蒙上一层阴影。

　　我个人身为眼科医师，同时也是两个孩子的父亲，有感于坊间关于眼科视光问题的资讯纷乱杂沓，家长感到莫衷一是，于是决定将过去在网络上发表的卫教文章以及十多年的临床经验整理集结成册，方便读者快速吸收新近的眼科视光医学研究结论；以医学的严谨态度探讨专业的儿童视力问题，希望大幅减少各位家长漫长的摸索时间，指引出安全有效的处理应对方法，避免再浪费无谓的时间和金钱于无效治疗上，能够马上帮孩子找到正确的光明之路。

　　医学与科学日新月异，若善用当前已知的眼科及视光学防治方法，确实能有效对抗近视、矫正治疗弱视及各式各样的儿童眼科问题。面对上述课题，本书皆有所着墨，敬请各位细细品味。

　　期待各位读者能由此认识、接触到现代眼科医学及正确知识的力量，进而帮助孩子获得更健康的视力，可以说是送给下一代最好的礼物了！

从事眼科医疗多年，手上处理过数不尽的儿童视力问题，即便几乎都能顺利诊治改善，却也深感于儿童眼科医学知识尚未被普遍了解，造成医师与家长之间的重重障碍，往往影响了正确治疗的接受度乃至最终的成效。利用工作闲暇，我持续发表相关卫教文章，希望能以口语浅白的文字让普通大众接触正确的医学知识。很荣幸受到出版社邀请，将过往发表在网络上的创作加以集结、重新编排改写，并新增内容，于是有了这本针对儿童眼疾的科普书籍问世。

本书共分为五个章节，透过深入浅出的说明及实例，将眼科医学及相应的照护、医疗介绍给读者。第一章勾勒出一个孩子从小到大的健康视力养成守则，清楚剖析每一个阶段的视力发展及检测处理重点，破除许多传统的错误观念迷思；第二章则聚焦于近视及散光两大儿童屈光问题，阐明其成因及处理原则，并借着八个临床案例，验证眼科医学的确能妥善处理近视及散光问题，让孩子得到最好的治疗结果；第三章谈到许多家长非常关心的儿童远视及弱视等屈光发展疾患，说明正确的处理方式，同样也带出六个临床案例深入探讨；第四章以五个案例分别介绍常见的儿童眼疾及问题；最后的第五章则将通篇的重点观念做一整理，叮咛读者铭记在心。

吾人于写作过程中反复修改校对，但难免仍有疏误之处，恳请各位读者不吝指正。感谢每位在学习过程中教导提携我的恩师以及医治过的每一位患者，若我在医学上有任何一点点的成就，必须归功于你们！

**　　谨以这本用心编写的医学书籍，献给我最爱的家人！**

陈佑瑭

Part 3 弱视 & 远视的正确认识与治疗对策

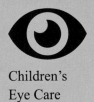

Children's
Eye Care

Part 1

视力赢在起跑点，
学习成功一半

1-1 各阶段的视力发展&关键照护要点

大多数家长都希望自己的孩子一辈子视力健康，最好都不必戴上近视眼镜。但要不要先猜猜看，孩子出生后直到高中毕业为止，罹患近视的几率是多少？

答案是：**九成以上！对某些高风险群体的孩子来说，甚至近乎 100% 都会近视！**

如果各位感到难以置信的话，不妨上网查查公开资讯：在台湾地区，高三学生视力不良率达到九成以上，若再扣掉一部分特殊班级，则可推估在升学考试阶段中的学生，几乎可以说是无法躲避近视的命运。然而，更值得注意的是，这些孩子有将近一半会在小学三年级以前患有近视，尔后每年平均增长约一百度，因此，高三的孩子中，多半会变成超过五百度的中高度近视。

其实，只要掌握每一个成长期应注意的防护要点，孩子就有机会拥有健康的心灵之窗，就算是已经近视的孩子，也有抢救视力的机会。

以下将孩子的成长分为六个阶段，分别说明照护眼睛的注意事项。

阶段 1　婴儿期

➡ 尽早得知真实度数，避免长时间接触静态近物

每个孩子的先天眼球屈光度数不一样，平均而言，婴儿期会有约二百度左右的远视，随着成长，远视逐渐缩减（亦可视为"正视化"过程）。但少部分孩子天生远视较少，甚至会呈现天生近视的状态，若未能及早得知屈光异常，尽快治疗，则可能在数年后第一次验光时才发现已衍生出较高度数的近视，从而错失早期治疗时机。近年来，虽已有"婴幼儿专用照相式验光机"问世，可惜目前仍未普及，只有少数医院可提供此检查项目。

此外，要特别避免婴幼儿期间提早接触手机、平板、掌机型电玩等 3C 产品（3C 产品主要指计算机类、

通信类、消费类电子产品），也不宜过量从事看书或绘画等近距离活动，以免眼球受到刺激后加速成长膨大。

阶段2 幼儿期

― 念幼儿园起，务必开始接受眼科检查

通常孩子在三岁左右可以配合接受检查，约四岁能配合检查出视力。建议孩子至少要在四岁以前就接受第一次视力度数的检查，因为幼童的视力调节力极强，若能取得散瞳后度数（睫状肌药物麻痹后度数）尤佳。一般我们设定三岁的标准矫正视力为 0.6，四岁的标准矫正视力为 0.8，如果未能达到此一标准，可能有弱视情形，便需要追踪或治疗。

如果医师对检测出的视力度数有疑虑，通常会建议之后至少每三个月定期回诊追踪视力及散瞳后度数的情况。对抗近视最好的筹码，就是保留天生远视度数，若孩子在幼童期便很快消除远视，未来上了小学，恐怕很难避免罹患近视的命运。

阶段 3　学龄期 1

— 小学中低年级时，请勿过度书写学习

在临床经验中，六到九岁的小一至小三阶段，处于写字与阅读加速用眼期，再加上身高不足、用眼距离过近，此时可以说是近视高发的第一风暴圈。

孩子升上小学一年级之后，需要花费较多时间用于一笔一画学习汉字书写，此时很容易面临严重的眼球成长压力。如今的小学生们，课后可能还要到托管班花大半个下午写作业、测评，再加上个子不高造成用眼距离过近，最容易出现近视快速恶化的结果。

\DR. 陈的叮咛/

　　学习时，要求孩子每半个小时就要起来走动休息至少三至五分钟，尽量保持用眼距离三十厘米以上，若身材矮小至少也要二十五厘米，绝对不能趴在桌上，有空时要多走出户外做运动。升上二年级之后，因识字量大增，很多孩子开始大量阅读，许多原本没近视的孩子，这时候也陆续出现近视。

　　事实上，看书正是最容易近视的用眼活动之一，而多看远、少看近，多运动、少坐着读书写字，才是帮助孩子安然度过小学低年级近视危机的不二法门。

阶段 4　学龄期 2

— 小学中高年级时，相对平稳，须持续回诊勿松懈

　　一旦安然脱离小学前三年的近视风暴圈，接下来

的几年，即九到十二岁的小四至小六阶段，因身高成长的关系，用眼距离逐渐拉远，可能会有一段成长平稳期。但建议应保持每三个月回诊的习惯，以确认散瞳后度数变化。

低度远视者可继续以低浓度散瞳剂预防近视；至于已经有真性近视的孩子，则可能需要由医师指示做好光学矫正（戴眼镜或角膜塑形），且结合药物治疗，搭配用眼习惯调控改良，避免度数进一步增加。

阶段5　青少年

⇒ 课业冲刺阶段，首重规律作息

当孩子升入中学之后，因功课繁重、升学压力大，往往睡眠及休息的时间严重不足，将面临成长过程中的第二波近视风暴。还好，青春期的孩子身高增长迅速，如果能挺直腰杆、端正头位，应该能保持足够的用眼距离（三十五到四十厘米）。

家长务必提醒孩子养成规律运动、睡眠充足勿熬夜、严禁连续长时间疲劳用眼的生活习惯，并摄取均衡营养，这样就有机会平安度过中学六年繁重的课业学习生涯，避免进一步陷入近视风暴。

阶段 6　成人期

大学阶段，迎接胜利

　　大约十五岁以后，从高一至成年这段时期，孩子身体发育成熟，眼球的生长也逐渐稳定，近视风险随之逐年减低，不过仍需妥善维护。孩子考上大学后，差不多来到近视成长的尾声，千万别在最后关头松懈。某些大学科系的课业特别繁重，也有许多人到了大一、大二力拼奖学金，容易不小心近视。若能维持健康正确的用眼习惯，上大学之后通常可以停点散瞳剂，尔后只要定期追踪接受检查，确认视力度数即可。

　　即便孩子变得近视，只要参考上述方法照顾，仍能大幅减少近距离用眼所累积的伤害，至少也不太容易变得高度近视（high myopia，又名病理性近视

pathological myopia）。

■ 成长过程的近视风暴：孩子最容易得近视的两大阶段

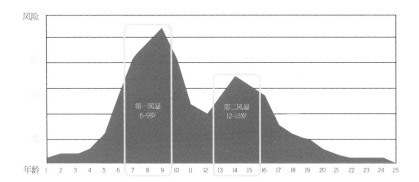

1-2 视力保健是一辈子的事！矫正治疗不能等

谈孩子近视之前，先来说说我两位好友的故事：

L君，是一位眼科医师，在小学低年级就近视了，却迟迟没配镜，等近视不断加深才不得已配上眼镜，但看近处时仍刻意不戴眼镜，也始终没把度数配足。就这样，近视持续恶化，成年后成为破一千度的高度近视患者。直到他当上眼科医师，才恍然大悟：原来不足度矫正近视正是造成近视恶化的最大元凶之一！现在的他，致力于积极宣扬"足度""全时"矫正近视的正确临床观念及做法，希望能好好帮助到广大的儿童近视患者。

C君，是一位临床验光师，他的故事简直是L君的翻版，接受的近视治疗同样是延迟配镜、看近处不戴眼镜、近视不足度矫正，由此造成长期看远不清楚、看近难以保持距离的结果。自从他当上验光师，在教科书与论文中学到正确的近视处理法则，这才发现原来过去所接受的光学矫正方法竟然完全做反了！目前他致力于发扬所学，希望将正确的光学矫治方式广泛运用在下一代身上，避免错误不断重演。

L君与C君的遭遇，可以说是过去几十年来，我们这一代人近视故事的缩影。而我自己，在初三那年近视了，当时仅仅五十度，就立刻配上眼镜，而且乖乖地全天候配戴。直到高中毕业上了大学，我的近视只长到一百二十五度，念完医学院直到目前为止，近视保持在一百七十五度，及早积极矫正近视确实让我避开高度近视的命运，跟两位好友比起来，实在幸运多了。

配合眼科医师的建议，接受正确治疗

万一发现孩子有显著的视力屈光异常（如高度散光、远视、近视、弱视等），则可能需要及早配镜，或接受遮眼、刺激训练、药物等治疗。针对各式各样的疾病，每个小朋友所需要的治疗方法不尽相同，需要交给有经验、足够专业的眼科医师，才能正确指导矫治，千万不能道听途说，以免耽误病程。若上小学前远视已经消失或开始减少，可考虑尽早以低浓度散瞳剂进行预防性治疗，由此保留远视对抗近视。

特别提醒的是，若有天生高度散光的孩子，就算视力矫正完成，还是要特别小心之后容易并发近视的问题，读书、写字都要全程戴着散光矫正眼镜，并保持用眼距离，才能抵挡近视问题来袭。只要能为孩子减少一个需要时时注意的疾患，就能让孩子有更好的活力与自信去从事各类活动，亦有利于顺利发展兴趣与才干，家长不可不慎！

▬ 初期常没有症状，要更加注意！视力检测不嫌早

孩子的眼睛健康状况，有别于身体的其他疾病，一般人多半是等出现症状感到不舒服了，才会前往医院就医治疗。但视力的变化却很微妙，往往不会表现

出任何明显症状，只要孩子不说，家长就无从查知。

我曾遇到这样的案例：有位妈妈带着五岁的儿子来就诊，她十分疑惑地表示：孩子根本没有任何异常，但学校却检测到他的视力剩下不到 0.1，带到另一家诊所检查，发现孩子近视已经一千多度，妈妈不肯相信，再带来让我检查。经过再次散瞳验光后，确认是近视一千多度无误，妈妈当场崩溃得难以接受，坚称孩子看书、画画都很正常，连电视都没看呢，绝对不可能近视。

大家常以为眼睛是很灵敏的感官，遇上这么严重的问题时，会马上出现症状，对生活产生很大的影响。其实正好相反，它往往让家长毫无所觉，甚至孩子完全缺乏病识感（早期慢性青光眼就是很典型的一种无感眼科疾患）。就像温水煮青蛙一般，人类会不断适应慢性进展的疾病状态，直到病重了才发觉异常。这种情况我在门诊不知碰到了多少回，从一两百度近视到四五百度近视，孩子竟然很少主动抱怨，家长也就完全不知情。正是由于视力健康的真实状况，并不容易以一般感受观察即能察觉，甚至连当事人自己也不知不觉，因此早期筛检、定期追踪测量就显得愈发必要，只要交给眼科医学进行专业检查，根据科学数据的呈现进行客观评估，视力问题将无所遁形。

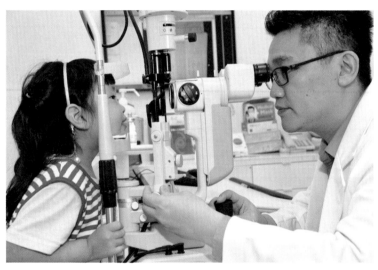

▲ 早期接受眼科检查，才能早期发现问题并接受治疗。

1-3 何时才能让小孩接受视力检测？

妈妈带着刚满六岁的小洁来检查视力，检测之后发现真性近视一百五十度、散光三百度，视力只能矫正到0.7。

我说："她有近视、散光和弱视，要尽快开始治疗哦！"一头雾水的妈妈难过地问道："我们前天收到学校的视力不良通知单，今天才第一次带她看眼科，没想到结果这么糟！但先前完全没发觉异常啊，现在发现是不是太晚了？"

类似的场景，总是不停地在眼科诊所上演。多数家长往往是等到学校验出孩子的视力异常后，才被动地了解问题。其实家长可以主动选择定期带孩子做眼科检查，更能提早了解宝贝的眼球健康状态。

一般来说，满四周岁的孩子几乎都可以配合标准的视力检查，比划出他能看到的视标方向（亦即英文大写 E 或 C 字母的缺口方向）。不过，每个孩子的发育状况不同，有些小孩可能三岁就可以分辨视标方向，甚至临床上还曾遇过两岁以下的幼童能精确比划出 1.0 的视力，故应当视小孩个别的能力来决定接受检查的时间点。

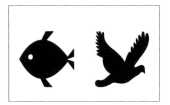

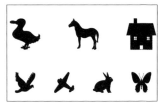

有时候孩了难免会因一时紧张或无法理解检查方法而比不出方向，爸妈们可别感到挫折。建议家长带孩子到眼科受检之前，

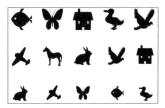

▲ 卡通图案可替代传统视标测出大概视力

可以先在家中练习，家长在一张纸上画出 E 字再加以旋转改变角度，让小朋友指认出缺口方向。此外，现在多数眼科院所采用新式多功能电脑投影机来检测视力，除了 E 字或 C 标准视标之外，还可以用摇控器切换投影出"卡通图案视标"，让小朋友指认出小狗、鸭子、鱼、花等卡通图型，这可替代传统视标检测出大

概的视力状态。

刚出生的婴儿，能到眼科进行检查吗？

刚出生的小婴儿确实很难进行详细的视力检测，但如果有下列情况，家长仍应尽快带着宝宝寻求眼科医师做进一步的确认：

1. 眼部红肿有分泌物：有可能是鼻泪管阻塞、新生儿眼炎，或是针眼、角膜损伤等问题。

2. 眼位异常：若发现孩子看东西不容易聚焦，有明显的斗鸡眼（内斜视）或脱窗（外斜视），也需要及早让医师确认是否有斜视问题。

3. 眼球大小变化：若发现眼球特别大或特别小，应该由眼科医师帮忙测量两眼尺寸，极少数的幼儿有可能罹患先天性青光眼，最早期的症状就是眼球外观的变化。由于眼压异常增高的关系，眼球会出现扩大甚至角膜变白的症状，一旦确诊则需接受药物或手术治疗。

4. 异常瞳孔反射：如果发现新生儿的瞳孔内有奇怪的颜色反射（通常为白色、灰色），可以让眼科医师在散瞳后检查是否有眼球内的病变发生。

\DR. 陈的叮咛/

1. 通常满四周岁的孩子就会比划视标方向，二至三岁之间可以配合检测验出度数，所以建议至少在四岁以前就可以开始带孩子到眼科院所检查视力度数，尽早发现眼球屈光问题，进行必要的治疗；如果检查正常，也可以安心接受医师安排做后续追踪。

2. 随着眼科视光医学的进步，婴幼儿已能提早检测出屈光异常或其他可能的先天疾患。当怀疑孩子有任何眼睛状况时，不要迟疑，快交给眼科医师检测确认才正确。

1-4 家长必知！儿童眼科的检查重点

很多家长担心小朋友天生会有高度近视、远视或散光等眼科疾病，希望更早得知孩子的屈光状况（亦即眼睛的光学度数）。事实上，视力跟度数是两回事，视力需要小朋友配合才能测量出来，但度数却可以被动地检测得知，所以两者的年龄限制并不相同。

长期以来，多数人习惯用视力变化侦测孩童近视的发生，但视力与度数之间并非线性关系，请参考"视力－度数示意图"解说：

1. 高度远视不一定视力最好。

2. 视力好不一定就是远视。

3. 轻度远视通常有不错的视力。

4. 在光学上，零度通常能对应到最佳视力。

5. 即便是真性近视达五十度，仍可能对应到 1.2 的好视力。

6. 即便已经真性近视一百度，仍可能测出 1.0 的正常视力。

7.当视力逐渐变得异常，可能已经累积了一定的近视度数了。

度数只是决定视力的其中一个因素。视力是不稳定的波动数值，视力变化可以说是度数的落后指标；传统上只盯着视力数据追踪近视，常有时间落差，容易造成误判。由此可见，视力本身实在不适合当作侦测近视的理想工具。

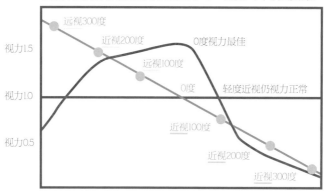

视力是度数变化的落后指标！ 视力不代表度数

注：本图的视力度数曲线只是举例说明，真实情况两者之间并无固定的对应关系。

➡ 一般眼科验光流程

关于度数的测量有多种不同方式，一般最常见的就是电脑自动验光机测量（Auto Refractor）。只要坐下来，脸部靠近验光机，睁开眼睛几秒钟，电脑自动验光机就可以测量出眼球度数，这是我们熟知的自动验光流程。不过，幼童要进行这样的验光可能会遇到两个问题：

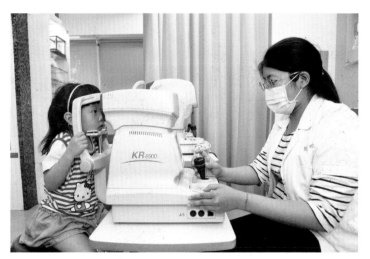

▲ 电脑自动验光机可以测量出幼童的眼球度数。

第一，通常孩子需达两周岁以上，才能配合摆正头位、睁开眼睛等姿势，顺利完成自动验光测量；第二，幼童的睫状肌调节能力超强，若未事先施点散瞳剂，则会测量到相当程度的假性近视，让验光结果的参考性大幅降低。

我们可以应用其他的验光方法，包括由专业眼科医师或验光师进行视网膜镜检影（Retinoscopy），或以新式照相式验光机在较远距离进行测量，这些都可

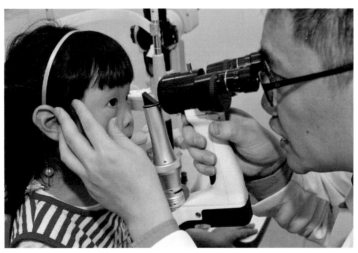

▲ 对较小的幼童，可以改为使用手持式裂隙灯测量。

以克服自动验光机在近距离测量所造成的配合困难问题，利用特殊的验光技巧，则两岁以下的婴幼儿便可能提早测量出度数，若发现异常即可进行适当治疗。幼童验光一般建议应由医师开立医嘱点滴睫状肌麻痹剂后进行（即一般所谓的散瞳后验光），才能测出较具参考性的验光数据。

➡ 先散瞳再验度数才准确

由于小朋友的**眼睫状肌容易用力造成假性近视**，如果不用药物放松睫状肌，验出来的度数通常存有很大的差异，所以需要先点散瞳剂再验度数，才知道去除调节力干扰的真实度数为什么。虽然我们可以试着从一系列的视力与散瞳前度数去粗略推估孩子的屈光变化，但仍可能出现误判，所以最好还是能定期接受散瞳验光检查。对于儿童眼科来说，散瞳验光可以说是最重要的检查项目了。

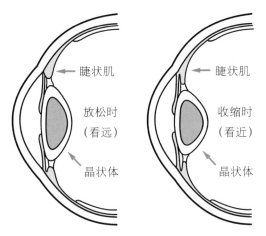

在眼科验光使用的药物通常是短效散瞳剂
（Tropicamide），需要现场点两至三次，等待约二十至
三十分钟达到作用高峰后再进行检验，即可得到散瞳后
度数（Cycloplegic Refraction）。短效散瞳剂（Tropicamide）
的作用时间约四至六个小时，所以在受测后几个小时
内，孩子会有暂时性近距视力模糊、畏光等副作用发
生，建议散瞳后四个小时内让孩子在家休息，可以看
电视、玩玩具，但不适合写功课或阅读。药效过了，
即可自动恢复正常，并不会留下任何后遗症。

若你的孩子花费很多时间大量阅读、书写功课，或远视时间较少、父母中一人以上有高度近视者，则他便拥有容易近视的高风险眼球，建议应每三个月做一次散瞳后验光。如果是远视时间较多、视力正常的孩子，至少每半年要做一次验光。但如果看到孩子看东西开始眯眼、常近距离看书写字，就要尽快安排孩子进行散瞳验光检查，以确认是否有近视，或远视开始快速消失的问题。若已经近视，建议至少每两至三个月内要定期追踪，不宜拉长回诊间距，以免失控恶化。

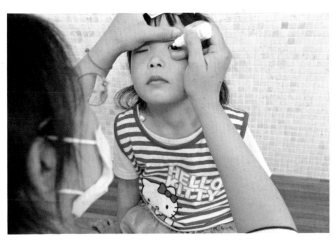

▲ 散瞳后验光，才能测量到较准确的度数。

➡ 大医院、小诊所都可以准确验光，重点在于散瞳检测

坊间传言"大医院验光才会准、小诊所验光不准确"，这是个刻板偏颇的误解，若在大医院不做散瞳验光其实也不见得准确，在小诊所如果做好散瞳验光，一样可以验到很准确的参考度数。一般眼科诊所应该都可以做散瞳验光检查，并不需要特别的尖端设备，只要经由医师诊疗后安排医嘱即可进行。

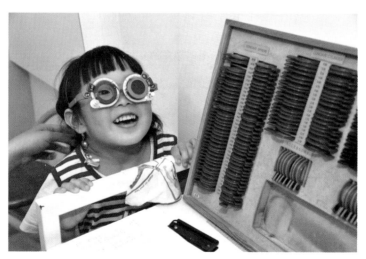

▲ 若孩子的配合度高，则可以安排散瞳验光；若配合度不佳，则可等待下次安排。

那么，会不会发生到眼科检查却没有散瞳验光的情况呢？在临床上有几种可能性：第一，可能孩子当时不适合散瞳验光，例如哭闹、配合度不佳，或眼睛有发炎感染肿胀等情形，就可以等待下次再安排；第二，由于安排散瞳验光前后需要半小时至一个小时的门诊时间，若当天时间不足，医师便会视情况再安排后续的检查机会。

 \DR.陈的叮咛/

➡ 医师开散瞳剂说带回家点，下次再验度数，这样OK吗？

　　虽然当场散瞳验光是常见的临床检查模式，但因为孩子的调节力极强，只用短效散瞳剂不一定能马上测到最接近无调节力的真实度数。有些医师习惯让孩子先使用至少一周的长效散瞳剂（Atropine）连续抑制调节力数日，再回诊验度数会更为准确；不过即使是高浓度 Atropine，下次直接验度数仍可能测到一部分的假性度数（因前一晚使用 Atropine，隔天仍会有一部分调节力回弹现象），最理想的情况，应该是现场再点短效散瞳剂会更为可靠。然而，要孩子连续点一周乃至一个月的高浓度长效散瞳剂，大部分都会因为难以忍受其畏光、近距视力模糊、面部潮红、心率增加等副作用而放弃。

另一个折中方法是：可以先点数日的低浓度散瞳剂放松一部分的调节力，下次再当场补强短效散瞳剂，这样就可以验到颇为精确的度数。也有医师会事先开立短效散瞳剂供下次来院前自行在家施点，减少小朋友在眼科受检的焦虑并节省候诊时间，这不失为另一个可行、变通的方法。

1-5 孩子的视力，到多少才算正常？

刚满五岁的小熊，跟着妈妈到诊所测量视力，结果只测到了 0.6 的矫正视力。我告诉妈妈，小熊可能有弱视，妈妈惊讶不已："医生，不会吧？！他只有五岁啊，视力 0.6 应该算正常吧？"

"五岁小朋友的矫正视力，基本上应该到 1.0，最少也要有 0.8 哦！"

妈妈这时焦急地问："那……我还有一个刚满三岁的女儿，视力应该要达到多少才正常呢？"

其实，每个小朋友的视力发展曲线都不一样，很难说矫正视力要多少才算及格，至于我告诉小熊妈妈的视力标准，则是参考"0.2 法则"而来。即将小朋友的年龄乘以 0.2，算出应达到的标准矫正视力。举例来说：

2 岁的小朋友应该有 0.4 的矫正视力

3 岁的小朋友应该有 0.6 的矫正视力

4 岁的小朋友应该有 0.8 的矫正视力

5 岁的小朋友应该有 1.0 的矫正视力

如果家中有一个四岁半的小朋友，则可以期待他要有 0.9 的矫正视力，否则就要检查其是否有弱视情形。另外，还得考量两眼之间的"视力差距"，若某位四岁小朋友右眼矫正视力为 1.0、左眼为 0.7，虽然左眼不算太差，但此检查数据显示两眼之间的视力差距达到三个点，这时就得检查是否有斜视或屈光异常等问题而造成的两眼发育不均，若确诊为单眼弱视问题，则可能需要及时进行遮眼或配镜矫正。

➡ 孩子无法通过立体感检测，是不是眼睛出了问题？

有些孩子原先在眼科定期追踪检查一切正常，但偶然在学校进行筛检时却被通知有立体感异常的现象，许多家长因此非常紧张，甚至产生许多误解与质疑。

其实，目前学校使用立体感检测的设计用意，主要是在缺乏眼科医疗照护的情况下预做粗筛的用途。凡是筛检，必然有检测上的误差，重点在于检出异常者转介医师复检确认。如果患者已经找到专业的眼科医师，也进行了完整的眼科检查，理论上就不需要执着于学校的筛检结果了，否则就是本末倒置了。

目前台湾普遍使用的乱点立体图，称为NTU300，是台大眼科所设计的筛检工具，具有使用简单、容易推广的优点，它利用视觉立体感原理来检测孩子是否有弱视及斜视的可能性。到了眼科院所后，只要确认没有弱视及斜视问题，就不需要再反复确认NTU300测试的结果。另外，NTU300检测使用时必须在一定的近距离下才会产生立体感，但有些小朋友点了阿托品后造成近距离视觉受到影响，所以无法在近方融像产生立体感，可能因此检出假阳性结果，于判读时要特别注意这个问题，建议并不需要为了NTU300检测而刻意停点阿托品，以免影响近视控制，直接交由眼科医师专业判定即可。

\DR.陈的叮咛/

1.决定视力的因素并非只有近视度数，还得考虑远视、散光及斜视等诸多情况，且需由眼科医师进行验光及视力矫正，才能得知是否有异常情形。

2.若你家的小朋友满四岁了，一定要进行眼科检查，有些三岁的小朋友也可以配合检查，孩子的视力健康是最重要的资产，请尽早抽空带小朋友去看眼科医师，开始人生的第一次眼科检查！

3.NTU300 立体感检测属于筛检工具，乃将眼睛可能有状况的孩子带给眼科医师的引路者，若已找到眼科医师检查，请放心交给眼科医师判断即可，不必再回头寻求或执着于筛检结果。

1-6 关于那些"听说……"，
原来都是错的！

迷思 1：近视度数千万不能配足，要配低一点，度数才不会一
　　　　直加深？
解答：近视眼镜一定要配得恰到好处，如果不足，反而容易加
　　　　深度数。故意把眼镜度数配不足，对近视的孩子完全没
　　　　有好处，爱之适足以害之！

　　一般人都知道近视眼镜的度数过高，会有头晕不
舒服的情形，所以经验上习惯把度数配低一点。也有
不少人以为"近视度数配低一点"有利于近视控制，
当孩子刚开始近视时，会尽量延迟配镜的时机，认为
看得到就不要配镜。

　　过去医学界曾一度以为把眼镜度数配低可以矫正
近视，但近来临床研究的结果却明确指出："近视矫正
不足，结果反而造成近视度数的增加！""减少近视眼

镜度数，不但没有改善近视，更加速近视恶化！"

由此可知：**刻意降度矫正儿童近视，等同治疗上的偷工减料**。矫治的过程本来就是改正旧有的错误习惯，从以前轻松看近的状态改变成看近会感到吃力，才能避免孩子过度近距离的错误用眼习惯。一旦为近视孩子配足度数矫正，则能让原本看远吃力模糊转换成轻松看远的清晰视觉，同时让用眼距离拉到安全距离，进而防止近视继续加深。真正有效控制近视的良方，是听从眼科医师专业建议：为近视孩子做出最正确的配镜处方，并且落实多看远、少看近等视力保健要点。

迷思 2：我儿子验出近视一百五十度，这是不是假性近视，可以不治疗吗？

解答：必须到眼科点睫状肌麻痹剂后，再做检查确认。

假性近视指的是受到睫状肌调节作用影响所造成的额外近视度数，若想知道消除调节力之后的"真性度数"，必须到眼科接受睫状肌麻痹（即散瞳后验光）才能正确验出真实度数。**如果验出来的真实度数还有一定的远视且视力正常，便是最典型的"假性近视"**，通常不需要治疗；但若这样检验后已有近视发生，哪怕只有五十度、一百度，都属于真性近视，建议最好开始接受阿托品药物或光学矫正等积极治疗，并且定期追踪度数变化，以免造成近视进一步恶化。

不过，所谓的"真性度数"其实并不容易被完全测量出来，因为我们没办法用药物方式让孩子的调节力100%被麻痹，加上当次孩子的生理、心理状况及点药吸收程度也有影响，所以散瞳后验光的结果，仍可能会有波动差异。散瞳验光只是相对比较可信的检查数据，并非绝对精准；近期有眼科医学论文指出：可利用测量眼轴长数据（Axial Length Measurement）做为波动误差较小的客观监测数据，更能即时掌握眼球的生长进度；若能以散瞳后的验光度数，再搭配轴长测量数据监控儿童近视病况，应该会是更理想的追踪工具。临床实务上，医师会考量病况需求、院所设备技术以及患者受检的配合度等因素，决定最适合的近视追踪检测方式。

迷思3：近视没关系啦，现在激光矫正技术很发达，长大再做
　　　激光矫正手术就好！
解答：近视激光矫正只能治疗度数，并无法根治近视所造成的
　　　眼球病变。

很多人以为近视只要戴上眼镜看得到，等大一点再做激光矫正手术就没事，真的是这样吗？

事实上，一旦发生了近视，度数与视力变化并不是唯一的问题，发育期间眼球的异常快速增长将大幅增加未来视网膜、脉络膜、视神经的病变几率，也会增加白内障、青光眼等各种眼科疾患，更可能影响长期视力健康。我们可以说，高度近视乃眼睛的万病之母，绝对不夸张。

至于近视激光矫正的原理，乃借由切削改变角膜表面弧度而"修改"眼球的整体屈光度数表现，对于近视眼球内的结构异常却无法予以修正。

所以对抗近视最好的方法，仍然是从小积极治疗防范、不让近视发生，这样就不需要把光明的希望寄托在未来的手术上。

迷思 4：我的孩子看电视时会歪着头，一定是斜视！

解答：不一定喔！这可能跟长时间看电视造成视觉疲劳，而产生的假性近视有关。

常有人以为看东西时"歪头斜眼"就是所谓的"斜视"，直到让眼科医师检查后，才知道有这种习惯的小朋友不一定有斜视，也可能来自各种儿童疾患，其中最常见的原因就是"视力"出问题！

临床上发现，**近视或散光的小朋友在观看电视时，特别容易有歪头斜眼的现象**，这可能跟长时间用眼导致的视觉疲劳与假性近视有关。

举例来说，若孩子的左眼因眼疲劳而出现显著的假性近视以及视力模糊时，他可能会不自主地将头往左边转动，让左眼可以得到休息，右眼顺势接管视觉；当他的右眼有显著散光，则可能会把头歪到右边，让视力比较好的左眼专心视物；这样的偏头单眼视觉行为，正是大脑为了避免视觉不平衡所自然产生的反射动作。这时，建议父母将电视关掉，带孩子一起走向户外！

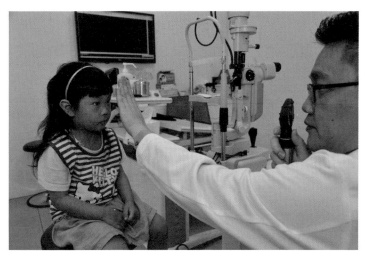

▲ 借由遮单眼检查，可了解孩童的斜视状况。

迷思 5：多多补充叶黄素、鱼油、维生素 A，就能保护眼睛不
　　　　近视！
解答：多吃蔬果跟补充营养，有助身体跟眼睛健康，但无法
　　　改善近视。

　　眼睛是人体最重要的器官之一，其营养及能量摄取皆来自于身体的代谢循环，所以保持良好均衡的饮食保健，对于眼睛健康的确很重要。

　　不过若单纯谈到对抗近视，光靠补充营养是不够的，就算让孩子吃进大量的叶黄素、鱼油或各种维生素，仍然无法有效改善近视问题。

　　这是因为**近视问题通常与营养不足关联不大，真正的病因乃长时间近距离大量用眼所造成的眼球异常成长变化**。然而，对于发育成长中的孩子来说，适当补充叶黄素、鱼油，或从均衡的日常饮食中补充眼部所需要的营养，确实有帮助保护视网膜黄斑部的好处。

迷思6：常做眼球运动，可以有效对抗近视，让孩子不必戴
眼镜。

解答：眼球运动可以让孩子暂时从书本转移视线，但对于视力
并没有明显帮助。

　　眼球运动真的可以对抗近视吗？我可以告诉各位：最激烈的眼球运动，其实是阅读、玩手机及平板等近距离用眼行为。但我们知道这类眼球来回牵扯运动，反而会造成近视恶化。相反地，诸如观看星空海洋、远眺风景等望远凝视活动，其眼球运动的幅度很小，却真正可以使眼球放松，达到改善近视的效果。

　　所以，防治近视的关键并不在于"眼球运动"，而在于"保持用眼距离"，只要从看近改成看远，就可以有效对抗近视。目前并没有任何医学证据显示刻意做眼球来回运动可以改善近视问题，过度的眼球运动却可能是造成近视的元凶，甚至会增加高度近视患者视网膜脱落的风险。

　　个人以为，与其错误鼓吹"眼球运动"的神效，不如正确诉求"身体运动"的好处。

迷思 7：3C 产品的蓝光很伤眼，对视力健康是一大危害！
解答：关于 3C 蓝光的伤害隐忧，目前医学上还没有共识。

所谓的"蓝光伤害"，指的是在可见光谱中的"蓝紫光"相关议题，而且必须是在极高能量、连续长时间下对视网膜细胞进行极端的暴晒，才会造成眼球病变，但这跟实际生活里人类用眼情况有很大的差异。因人类视物时，光线会先经过角膜及水晶体等光学介质，最后才会抵达视网膜及黄斑部，其中多数的紫外线都会被过滤、反射掉，而高能量的蓝光则会被黄斑部里的色素吸收，转换为神经信号，最后传送到大脑产生视觉。虽然接触过多高能量蓝光可能有增加黄斑部病变的疑虑，但蓝光也不是完全没有好处的，目前医学证实，**自然界的蓝光是维持生理规律作息所需，也有助提振精神活力，若完全阻断蓝光则可能造成失眠、忧郁等问题。**

3C 产品荧幕所发出的光量，跟太阳辐射的照度相较之下只能算小巫见大巫，实在称不上最可怕的强光；然而现代人使用 3C 荧幕的时间过长，且太靠近荧幕，剥夺了眼球休息的时间，也容易造成视觉疲劳、眼表干涩以及生理时钟紊乱等问题，因此许多眼科医生不断关注 3C 产品蓝光对眼睛健康可能造成的长期影响，但目前在医学上还没有明确的共识答案。

迷思 8：一旦近视就只会加深，不可能停下来，那些说近视可以回退的专家，一定是在骗人！

解答：只要做对治疗、改善用眼习惯，近视不但可以冻结，甚至也可能回退。

　　根据统计，孩子一旦罹患近视，如果没有及时正确且积极抢救，平均每年会加五十到一百度，但如果可以在第一时间进行治疗，确实有机会冻结乃至回退。也就是说，能否做出正确处置，未来的结果天差地别！

　　已有许多文献纪录记载：经过光学矫正及药物治疗后，近视度数以及眼轴成长会出现减缓甚至冻结，儿童在成长过程中，水晶体度数会逐年回退，若能抑制眼轴成长，就可能达到真性近视回退的结果，从医学实证文献以及实务经验，我们可以确知：**近视不但可以被控制冻结，甚至也有机会出现回退**。

　　即使已经罹患真性近视，仍要积极治疗，并且确实改善用眼习惯，仍大有可为；若放任度数愈飙愈深，变成更高度的近视，将造成更大的危害。

迷思9：上学期孩子在学校测出来视力为1.2，这学期突然变成
0.5，到眼科复诊才发现已经近视一百二十五度，是不
是搞错了？

解答：孩子的眼睛健康状况，不应该只依赖学校的视力检查通
知作为评断。

首先，大家应当了解，学校的本质是教育单位而非医疗单位，在学校进行的视力检查是一道身体检测的关卡，却不应被当成唯一的医疗决策依据。许多家长完全倚赖学校的视力通知单来评估孩子的眼睛健康，这是非常严重的误解。更何况，上学期的视力测量已经是半年前的数据，即便视力表现正常，不代表绝对没有近视（轻度真性近视仍可能测到正常的视力），并且也无法保证未来半年内不会发生近视变化。

因此，除非家长真的忙到完全没时间理会孩子的视力健康，否则建议无论学校的检测结果如何，**最好至少每半年主动带孩子到眼科做散瞳验光检测**，一旦出现远视加速消退的状况，便可及时介入改善用眼习惯，尽早防治。

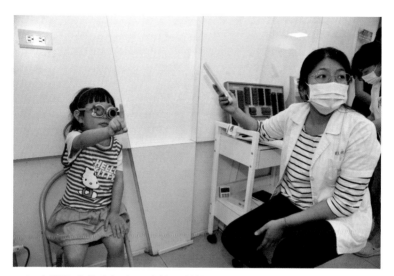

▲ 定期检查儿童视力，才能及早控制、防治近视。

迷思 10：孩子长身高时，就会同时长近视度数？！
解答：身高与近视度数是两回事，不应相提并论。

　　试问，篮球队员身高特别高，是不是他们近视度数都特别高？而一般男生身高比女生高，女生的近视度数是否也比较低？答案都是否定的，由此可知，身高成长的同时，并不一定会造成近视飙升。

　　一篇发表于 2014 年的论文提到：七至九岁儿童的身高成长与眼轴增加呈正相关，但与近视度数的恶化却没有显著关联；而近视度数的增加主要是与近距离用眼的行为最为相关。另一篇 2011 年刊登在 IOVS 的国际论文，主要研究七至十五岁的儿童身高与眼轴之间的关联，结论显示：儿童身高成长的同时，眼轴的确也会伴随着成长。综合以上两篇论文，我们需要把"长身高等于长近视"这句话做一些修正，即"**身高增长时，眼轴长可能会同步增加，但不一定会增加近视度数**"。

至于儿童眼轴成长时，为什么近视可以不增加？可以参考2012年美国眼科大会(ARVO)发表的文章：简单说来，儿童成长发育过程中，水晶体的度数会逐年减退（增加远视），可以与眼轴长增加的近视效应互相抵消，因此，只要眼轴成长在一定的范围内，就不会造成近视增加。这样的结论确实更接近临床观察到的事实，也就能解开前面所说的矛盾问题了。所以，下次再遇到近视长个不停的孩子时，可别先问他是不是身高长太快了，而是要问他是不是做了太多近距离用眼的活动啊！（*Changes in Lens Power in Singapore Chinese Children During Refractive Development*）

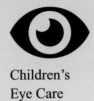

Children's
Eye Care

Part 2

近视 & 散光的正确认识与
治疗对策

2-1 看电视、玩电脑，
竟非孩子近视、散光的主因？

当孩子被检查出患有近视后，不少家长往往疑惑不已："我很严格控制孩子，从来不看电视也很少使用电脑，为什么还是会近视？"也经常有家长会问我："想要让孩子不近视，是否要禁看电视？"

因为3C产品的普及，谈到近视，多数家长会直接联想必定是3C惹的祸，过去最常被指出的"凶手"就是"看电视"；其实多年以来，我诊治过许多高度近视的学童，其中不乏完全不曾接触3C产品的孩子，可见使用3C可能不是近视的唯一元凶。

在医学上，**近视**属于眼球过速膨大发展的慢性成长疾患，**主要来自近距离的连续用眼过程**造成强烈拉扯眼球所造成的病变，光线不良则是次要因素。近年也有许多医学研究已明确证实看书、写字、画图、使用手机或平板等，才是造成近视的关键。

至于看电视是属于中远距离的用眼活动，不但不会直接造成近视，甚至在刻意减少看电视时间后，孩子反而改做更近距离的用眼活动，可能由此造成近视恶化。

➡ 看太近太久、欠缺休息，才是近视成因

进一步说明，对于现代家庭的作息而言，距离约两至三米的看电视几乎成为家中少数的"望远凝视"机会，要是家长把电视关掉而让孩子去看书、写作业、练琴或画画，用眼距离只剩二十至三十厘米，一下子缩到原来十分之一的距离，当然更无益于近视控制。尤其是有些孩子读书、写字时，长期姿势不良，坐下来后眼睛至桌子的距离更近、倾斜角度更大，如此长时间、近距离用眼更会损伤视力，而非只有 3C 产品荧幕的光线才伤眼。

有了上述说明，相信许多爸爸妈妈已经了解凡是近距离的用眼活动都可能造成近视，包括阅读、写字、画图或玩玩具等，我们实在不需要过度单独将 3C 产品妖魔化。

2-2 抢救视力！
家长必知的近视治疗公式

如果我说，治疗孩子近视的真相其实非常简单，大家是否会相信呢？

"近视"的关键说穿了，就是"近"字，习惯长时间过"近"用眼，眼睛不断进行追焦扫视运动，期间的肌肉来回拉扯会为眼球带来压力，进而刺激眼球生长，于是造成近视。所以"近距离"和"时间累积"正是致病重点；反过来说，只要削减眼球看近的时间，强迫看东西拉远到一定的距离以外，就不容易近视。

通过药物与配戴眼镜、塑形片、隐形眼镜等光学矫正方法，达到限制视物距离的目的，再加上用眼行为的控管，即可组合为最强大的近视治疗解决方案。

一次完全掌握！矫治近视"金三角"

面对当前许多父母最困扰的孩子近视课题，如果选择左边粉红色的正向治疗，通常可以得到比较理想的控制结果。反之，如果你选用右边的弱效或反向治疗，近视就比较难以理想控制。

儿童近视	正向治疗（O）	弱效或反向治疗（？）
光学处置	足度眼镜全时配戴 理想的角膜塑形 特殊隐形眼镜治疗	近视刻意不矫正 严重不足度矫正 看近刻意不戴眼镜
药物治疗	适当浓度阿托品 其他长效替代药物	维生素保养药水 肌肉调整消疲药水 仅睡前点短效散瞳剂
视力保健	改善坐姿，保持距离 计时中断休息 增加户外运动时间	关掉电视禁看 眼球运动训练 补充叶黄素、鱼油

在诸多近视治疗选项之中，目前国际眼科界公认最有效的两个治疗方法是阿托品以及角膜塑形术：

1. 使用低浓度长效散瞳剂阿托品（Atropine）：通过降低睫状肌调节力以削弱眼球的看近能力，造成无法过近视物的结果，进而减缓近视恶化速度。

2. 角膜塑形术（Orthokeratology）： 目前国际上的主流论述认为角膜塑形术（角塑）的特殊周边离焦光学（peripheral defocus）信号可透过视网膜调控减缓眼轴生长速度，但确切的治疗原理尚无定论。基本上，角塑就是一种"全时足度光学矫正"，接受治疗后除了看远清楚之外，在看近时因为要运用更多调节力才能看清，因此会拉远患者视物时的明视距离近点，等于看近能力被削弱了，这极可能是角塑能有效治疗近视的重要机制之一。

依照"足度全时光学矫正"的治疗原理类推，若我们让隐形眼镜或一般眼镜都能做到"全时足度的光学矫正"，其实也能发挥若干对抗近视的效果。已有医学研究证明不足度的光学矫正不但无法控制近视，反而会让近视恶化得更快！

过去有很多人习惯教近视孩子尽量不要太早配眼镜、看近时不戴眼镜或者刻意降度数矫正；这些做法增加"看近的能力"，完全违反治疗近视的基本原理，结果当然是适得其反。

　　我们若能结合"低浓度长效散瞳剂"与"全时足度光学矫正"两种工具，可达到最强的"削弱看近能力"效果，让孩子随时保持安全距离，再加上严格的正确用眼习惯管控，组成多管齐下的组合拳疗法，就更有成功战胜近视的把握。

2-3 三阶段三种治疗，及早迎战近视问题

一位牙医爸爸带着小学二年级的女儿来到诊所。

他问道："她现在真性近视只有一百二十五度，视力 0.6，应该还不必戴眼镜吧？"

我反问："请问你觉得什么时候才需要配眼镜？"

爸爸说："先前有一位医师告诉我，近视一百五十度以上才需要考虑配眼镜，视力只要能到 0.5，还可以再观察，请老师帮忙把座位往前调就好。"

我笑而不答，换我请教牙医："请问，当小朋友几颗蛀牙时才需要找医师治疗？"

"只要有一颗蛀牙就得来处理咯！"

我再问："如果他蛀了三颗牙，但牙齿还能咬合，吃东西没问题，是不是不必治疗，等到完全不

能吃东西再看牙医就好呢？"

他说："当然不行！"

他接着恍然大悟："照这样说，所谓近视一百五十度才要配眼镜、视力 0.5 才需要矫正，这种说法根本就完全错误咯！"

我点头："近视就像蛀牙一样，一旦发生就必须马上处理！万万不能拖延！"

以我自己的儿子为例，从四岁就开始点用低浓度的阿托品药水（简称"低阿"），目前十岁了还能维持轻度远视与健康视力，但同年纪的孩子约半数都已经近视了。我手上定期追踪视力的幼儿，只要远视不足，我就会建议开始预防性治疗，长期看来，确实能达到预防近视的积极疗效。

如前所述，近视的治疗可以分成三个方向，且必要时可组合同时进行，效果尤佳。

第一个是**药物**，也就是阿托品的使用，这也是当前实证医学里治疗近视效力最强的第一线临床药物。

第二个是**光学矫正**，针对已经有真性近视的患者，应尽快提供眼镜、角塑或隐形眼镜等光学矫正治疗。

第三个是**用眼习惯的调控**，在生活中落实将距离拉远、中断休息，并减少近距离用眼等目标。

抓准矫治的三大方向后，以下细述实际运用的三个阶段。

阶段 1 预防保健期

一般来说，最晚在三岁以前，就得了解孩子的验光数据。以目前的科技，最小在一岁前就有机会得到婴幼儿的先天度数，若未来婴幼儿验光筛检的观念愈加普及，就能落实早期发现、早期治疗视光问题的理想。即便筛检出来屈光度数正常，尔后仍应每三至六个月定期回诊追踪度数变化，当发现孩子的先天远视开始回退，就要立即检讨、改正错误的用眼习惯，甚至采取必要的药物治疗。

阶段 2　近视初期的早疗

过去许多人常要等到近视变严重才开始治疗，但我认为"打火要趁早"，应早期积极导入药物与光学矫正方式。一旦发现真性近视，即便只有五十度，就要立刻用上阿托品药物治疗；即便度数仅七十五至一百度，我也会建议配戴眼镜甚至角塑，再加上低阿治疗。通过积极治疗，许多小朋友的近视会马上冻结，甚至有可能开始回退，让近视逐渐消失。这就是早期治疗的好处，若稍加迟疑则错过早期治疗的先机。

阶段 3　近视中晚期

一旦近视已经开始发展，以平均每年五十至一百度的速度恶化，就要尽全力抢救，该做的光学矫正、药物剂量以及所有日常习惯，都须逐一做满、全力治疗。此时着眼的是要防范高度近视，减少日后对眼球的伤害。

若能完全遵照上述方法步骤防治近视，在我的经验中，首先发现得近视的人变少了；第二，患上高度近视的几率变得微乎其微。即使是先天高度近视或特异体质者，通过上述方法仍能大幅减少对眼睛健康的伤害。至于一般大众体质，若能按部就班防治，就算无法做到完全不近视，也至少能轻松达成"不形成高度近视"的基本目标。

2-4 假性近视＝真性近视的先兆？

 Case2

九岁的小男生在妈妈陪同下检查视力。

经过初步检查，我说："视力 1.0，但测量到假性近视三百度。"

没想到，有别于大多数妈妈紧张的反应，这位家长冷静地答道："我不在乎假度数多少，我想知道的是真实度数！"

当下不得不夸奖这位妈妈实在太内行了！真正的度数要通过散瞳后验光才能知道。

半小时后，散瞳后度数验出来并非近视，而是远视一百度。

妈妈得意地说："就算学校视力检查正常，每过一阵子我还是会带儿子到诊所散瞳验光，比较真性度数的变化。"

我赞叹道："不错，你的观念非常正确！很难得家长这么有心，会定期追踪检查。"

妈妈说："大家都说眼睛是心灵之窗，很重要，不希望孩子近视，那么定期检测只是基本动作咯！"

医学上到底有没有所谓的"假性近视"？的确有此名词，英文叫作 pseudomyopia。这现象通常来自于眼球过度看近导致暂时性近视增加，甚至会伴有视力模糊的症状。由于年纪较轻的人具有一定程度的调节力，所以看近时会引发睫状肌紧张，造成水晶体屈度增加，测量度数便会趋向近视变化，相对应的视力也会下降。不过，有医学文献认为上述的机转与症状，和睫状肌痉挛（ciliary spasm）相近，因而和假性近视相提并论，事实上两者在定义上仍有不同。

简单来说，**假性近视就是"散瞳前量到近视数据""散瞳后没有验到近视"**的测量结果，也可以说成是未散瞳验光下测量到容易造成误判的屈光数据。所以假性近视跟真性近视的差别，在于散瞳前、散瞳后的验光结果，两者差距是受到调节力作用影响的。

假性近视是不是即将演变成真性近视的警讯呢？答案其实不一定！

有假性近视者不一定就容易近视，例如实际测量为远视七百度的幼儿，也可能在散瞳前量到七百度的近视（其调节力作用高达一千四百度）；可是，没有验到假性近视但散瞳后仍维持 0 度的小朋友，却是近视的高风险群。

可见，我们无法只从假性近视去推论孩子是否很快就要近视了，应该要从散瞳后的度数以及其他风险因子综合分析判定，才是更准确的评估方式。

还在看散瞳前度数猜测近视风向吗？别再浪费时间了！请记得 个简单的原则：

幼童在散瞳前测量到的度数，通常参考价值并不大，还是要以散瞳后测量到的度数为标准，才能用来精确判断、比较真实度数的变化。

2-5 小孩近视了，能不能不戴眼镜？

＋Case3

　　刚进入开学季，八岁的小杰跟着妈妈一起来到诊所。

　　妈妈开宗明义说道："小孩在另一间诊所检查出近视一百度，我觉得不太可能，所以才会带来这边再做检查！"

　　"请问当时有点散瞳剂后再检查吗？"我问。

　　"呃……好像有吧！"显然妈妈自己也不太清楚。

　　经过检查后，确认小杰已近视一百度！但妈妈却无法接受，忍不住提高分贝："怎么会这样！你确定检查没错吗？"

　　还未等我回答，妈妈又继续连珠炮式地发问："近视的话，可以不戴眼镜吗？我听人家说眼镜一旦戴上去之后，就拿不下来了！"

家长不愿意面对事实，甚至感情用事，最容易阻碍孩子得到正确治疗呀！

光学矫正属于近视治疗的基本条件，近来实证医学已支持角膜塑形以及特殊光学隐形眼镜，可有效抑制近视眼球成长速度；其他如镜框眼镜以及一般隐形眼镜等矫正方式虽然尚未证实显著疗效，却仍可改善视觉表现，帮助稳住近视而不易加速恶化。多数的儿童视光疾患都需要眼镜的辅助治疗，例如由散光、远视、近视等造成的儿童屈光性弱视及斜视等问题，大多可以通过正确配戴眼镜矫正，得到视力的稳定发展进步。

而"眼镜一旦戴上后就拿不下来"这句话的意思，其实是担心小朋友会从此依赖眼镜而不愿意摘下，但实际上会依赖眼镜的人，就代表他需要眼镜，视力模糊的事实并不会因为故意不戴眼镜而不存在。

近视的孩子觉得视力模糊，就像冬天的夜晚会感觉到寒冷一样；正如同棉被可以保暖、抵挡寒冷，眼镜也能帮助患者改善视力，眼镜如同棉被一样，都是人类用来顺应、调整外在不利环境的工具。冬天盖棉被不会让身体变得虚弱（不盖被才容易感冒），同样地，戴眼镜这个动作本身并不会弱化视力，更没有所谓"增加依赖性"的副作用；反过来说，当因为近视导致视力模糊时，刻意不戴眼镜才会让眼睛更加疲惫，进而恶化近视度数。

了解这个道理，以后听到医师建议近视孩子应配镜时，可千万别再以讹传讹地说出"眼镜一戴上去就拿不下来"的错误结论咯！若教一位需要眼镜的孩子刻意不戴眼镜，只会造成更大的伤害，完全没有好处。正确使用眼镜，勿过度排斥，儿童近视可以有更好的治疗效果。若真的无法接受眼镜，也还有其他的光学矫正方式可供替代选择。大多数的视光学疾患，终需在光学上得到解决，一旦有显著的真性近视，若过度排斥光学矫正，往往结局适得其反啊！

2-6 戴上眼镜头晕晕的，可以降低配镜度数吗？

+Case4

陈太太带着女儿回诊，她向我抱怨道："我上次带小孩去配眼镜，但小孩戴上新眼镜后就说头会晕，验光师建议我度数可以配轻一点。

"但我又记得你的吩咐，度数务必要配足不能降度，这下真的搞糊涂了，到底要配什么度数才对呢？"

像这样的疑问，总是不时地出现，也经常有很多家长主动要求："度数能不能配轻一点，免得孩子头晕。"

当小朋友确定近视、需要配戴眼镜后，接下来"度数到底要配足，还是配浅一点才好"等问题便接踵而来，配得太足，孩子反映会头晕不舒服，配轻一点虽然舒服点，但度数容易加深，到底该怎么做才好呢？老实说，若拿这个问题去问不同的医师、验光师，可能会得到不同的见解，而目前的眼科教科书对于近视配镜暂时也还没有非常明确的标准答案。

关于这个问题，我的回答则是：小朋友近视配镜是一种治疗，治疗本身不在于立即性的舒适，重点是控制的效果。治病就得接受良药苦口，而非一开始就想着找糖吃，只要花点时间适应，并不会产生头昏眼花的症状，还会得到不错的控度效果。

以下举例做说明：

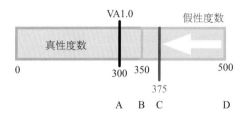

上图左边橙色的部分，假定是患者的"真性度数"，我将之定义为接受"最大量睫状肌麻痹"之后所量到的度数（maximal cycloplegic refraction），至于右边的绿色，则是睫状肌未被麻痹时在调节力作用下所多量出来的度数（亦即假性度数），而黄色加绿色的

总度数就是显性屈光度数（manifest refraction），所以平常在未散瞳时量到的度数就是真性度数加上假性度数（图中 D 处）。

这是真实发生于门诊中的状况，这位小朋友一来还未点散瞳剂就量到图中 D 处约近视五百度的度数。经过散瞳后再量一次，量到图中 C 处约三百七十五度的真性度数，这时可能有人会问："橙色的部分是三百五十度，真性度数为什么不是三百五十度而是三百七十五度？为什么会相差二十五度？"这是因为当次的散瞳也许无法让小朋友强劲的调节力完全放松，所以在临床上测到的散瞳后度数其实并不见得等同"最大量睫状肌麻痹后的度数"，尤其是愈小的孩子，这情况会愈明显。所以图中 B 处的三百五十度真实度数算是一个"假想值"，我们只能用药物的方式尽量趋近得到这个数据。

那么，配镜到底要以近视三百五十度，还是三百七十五度为基准呢？

就我的习惯，会以散瞳后的度数为准，即便还剩下一点点的空间，我宁可多配也不愿意少配。原因在于，小朋友平常不可能永远处于放松状态，随着他用眼的作息疲劳，其假性度数就愈往上加。要是配在最低的度数，其实反而常常处于矫正不足的情况（under-correction），所以我的处方度数通常不会低于散瞳后测量到的度数。在眼科教科书里明确写道：**"近视矫正不足会造成度数恶化，但矫正过度却不必然造成度数恶化。"** 这个结论告诉我们，宁可有一点矫正过度，也千万不要矫正不足，这是眼科医学文献写明的结论，确实也与临床观察吻合。现今所有发表的近视矫正光学设计，几乎都采用中心足度矫正，当中差异只在于镜片的形态与周边辅助光学的设计不同。

眼科学以散瞳后度数做为配镜度数的主要参考依据，是一个相当方便且充分客观的做法，因为每个小朋友的视力发育状况不同，注意力不容易集中，常无法全程配合主动验光的矫正视力检查。而在某些状况下，初学的配镜者不知道散瞳后度数，也没有做进一步的视光学检查，看到自动验光机打出五百度，随手减个五十度就以四百五十度配出，会发生什么事呢？

孩子处于过度矫正的情况下，自然初期很容易出现头晕不舒服的现象，这时配镜者也觉得很纳闷，明明就减了五十度，为什么会头晕？只好眼镜重配，再减个七十五度，来到三百七十五度，小朋友才觉得舒服。由于无法确立调节力的作用程度，坊间常出现"减配度数，事实上仍处于过度矫正"的情形，这也就是多数配镜者会以为"配镜一定要减度"的背后缘由。如果在眼科可以直接看到散瞳后度数，事实上是不需要、也不应该再去减度的。

说到这里，会不会觉得有点复杂呢？没关系，只要记得一个结论——**在眼科得到散瞳度数后，则配戴的近视眼镜至少不能低于散瞳度数。**

以散瞳度数做足度矫正，通常可以得到较好的控度效果与相对舒适的配戴过程。当然，有经验有学术修养的验光师也可能用进阶视光方法得到类似的结果，所谓佛佛道同，眼科、视光学的原理是相通的，重点都在于不应该一味做降度矫正，才不容易弄巧成拙，反而造成度数失控。

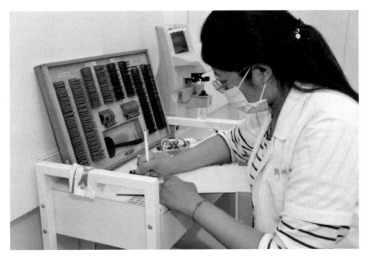

▲ 有经验的验光师会借由进阶视光法得到适合的配镜度数。

2-7　近视泛滥成灾的元凶：看近不戴眼镜

✚ Case5

　　原先近视二百度的八岁小妹妹 Amy，这次回诊度数又增加了五十度，我皱着眉头问道："你看书、写功课都没戴眼镜喔？"

　　妈妈惊讶不已："对耶！她写功课真的都没戴眼镜，说看得很清楚，只有上课看不到才会拿出来戴……"

　　Amy 不服气地说："可是爸爸叫我看书、写功课看得到就不能戴眼镜，老师也这样讲，反正靠近一点就看得到啦！"

　　我拿出上次的病历，跟上次一样特别交代她，一定要把眼镜戴好，尤其看书、写字等近距离用眼时一定要戴着，度数才不容易再增加。

　　"你看，今天回诊的其他近视小朋友，几乎每个都控制到一度也不增加，甚至还有度数回退的，最大的关键，就是听话！我请他们看书、写字一定要戴着足度眼镜不能拿下来，该点药水就乖乖点，人家都有做到，近视就控制住了。"

这时妈妈一听，再也不敢大意，赶紧说："好的，医师，我们知道了，我一定会好好盯紧她的！"

过去人们一直无法有效治疗成长型近视的原因，一来是没有认识到造成近视的最大原因来自近距离的用眼压力累积，而非单纯以睫状肌调节力的使用幅度去思考；二来是实务上最容易犯的错，即刻意让已经近视的孩子不用在近距离戴上足度矫正眼镜，反而造成看东西距离更近，加重近视度数的恶化！

当孩子戴上近视眼镜后，必须按照正确的使用方法，才能让治疗发挥效果。

1.**足度矫正**：切勿刻意降度矫正！至少不能低于散瞳后验光的真实度数矫正。

2.**全时配戴**：基本上全天候戴着就对了！只要是用眼的时候就一定要戴。

3. 近距离一定要使用：就算走路、运动时不戴，至少看书、写字、画图、看 3C 时的近距离用眼一定要戴好戴正，绝对不能因为需要看近就拿下眼镜。

4. 一旦发生近视，戴镜时机愈早愈好、切勿拖延：五十度真性近视配镜不嫌太早，而真性度数在一百度以上建议就要尽早配镜矫正，就算暂时没有配镜也应该以适当浓度长效散瞳剂支撑治疗，千万别什么都不做，否则就形同放任近视度数持续恶化。

5. 只靠眼镜通常仍不足以对抗近视成长，仍应考虑同时**并用低浓度长效散瞳剂，并养成正确的用眼习惯**，方可达到最完美的控度成效。

简言之，近视眼镜并不只是拿来清楚看远处的望远镜，更应该运用于看近时保护孩子视物距离不至于过近。若能正确使用近视眼镜，近视会更容易被控制住；但若用错了眼镜，那么孩子对抗近视的结果通常就不太乐观。

2-8 别搞错了！散光是天生的，与看电视或姿势不良无关

➕ Case6

因为领到一张视力不良通知单，小娴跟着父母来到诊间。

检查后，我看着报告对爸爸说："她有一百度的散光！"

爸爸一时激动起来："为什么她年纪那么小就有散光？怎么可能？"

我连忙安抚爸爸近乎失控的情绪："还好她的视力正常，你可以放心！"

爸爸这时转身，生气地对妈妈说："谁叫你给她看电视？我早就说看电视总有一天眼睛会出问题！"接着又转过来对着我挤眉弄眼："医生，你评评理，看电视才会散光，对不对？对不对？"

我只好直话直说："其实啊，散光是天生的，也就是说一出生就注定了，看电视或姿势不良，根本

和散光无关！"

　　等不及爸爸情绪发作，妈妈又问道："那是不是因为怀孕时没有吃叶酸、维生素 B 群才会这样呢？"

　　散光度数代表着一颗眼球的光学集中度。其实几乎每个人或多或少都有散光度数存在，人类的幼儿平均有着一百二十五度左右的散光，多半不影响视力发育，所以低度散光很少需要治疗。实在不需要像小娴的爸妈那样过度自责、忧心。

　　根据个人临床上的长期观察，同卵双胞胎的散光度数与轴度几乎完全相同，足以证实散光确实是在胚胎发育过程所决定的结果，不同胎次的兄弟姐妹之间很少有完全一样的散光，因此散光虽说是天生的，却不见得具有遗传性。也就是说，高度散光的父母可能生出低散光的下一代，而没有散光的父母也可能生出有散光的孩子，我们无法以经验预测下一代的散光程度为何。

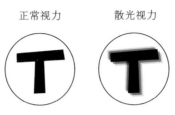

正常视力　　　　散光视力

▲ 正常眼与散光眼看到的画面

　　有没有什么方法可以预防散光的增加呢？多数人的散光度数会长期维持稳定，直到老年期才会因为眼睑松弛、水晶体变化而改变散光的轴度与程度。只有少数人因为角膜变型，散光才会急速地增加，其中以圆椎角膜可能产生戏剧性的变化，而这个疾病又与常揉眼睛的坏习惯有关，所以眼科医师总会不断提醒小朋友，眼睛痒时一定要看医生，不能自己乱揉，免得把眼睛给揉坏了。

― 高度散光若造成弱视，需要戴眼镜治疗

　　低度散光通常不影响视力，但高度散光可能造成弱视，往往需要配镜治疗。高度散光若未伴有一定程

度的远视，则孩子未来容易出现近视快速增加的情况，及早配戴正确度数的眼镜不但可以提升视力发育，也能帮助预防近视度数恶化；散光孩子长大后若需要以角膜塑形矫治近视，可能需用到特殊的双轴散光片种。

而散光度数本身并无法被直接治疗消除，只能随其自然成长变化。多数人的散光度数虽然维持稳定状态，但仍有一部分孩子的散光会自然消退，亦有少数的散光会持续增加，尤其是演变为高度近视者、散光亦常常随之增加，所以协助散光孩子对抗近视是非常重要的任务。**散光每次测的度数可能都不一样，不必执着于数字的波动变化**，若过度揉眼或发炎受伤亦可能造成角膜变形而增加散光程度，因此当发现孩子眼睛不适时应尽快就医。

点散瞳剂可以治疗散光吗?

散光患者不一定要使用散瞳剂，因为它只能防治近视，无法治疗散光。如果是散光伴有高度远视，通常不需要使用到散瞳剂（除非有调整双眼度数或视力差距的需求）；但如果散光伴有近视，则可能在配戴眼镜之外，再加点适当浓度的阿托品以对抗近视。至于双眼有视差的弱视患者，可能会在好眼施点散瞳剂以刺激弱眼发育。散光相关的屈光疾患，在眼科医学里有各式各样的治疗方式，需要与有经验的专业眼科医师充分配合，准确诊断进行最适当的诊疗处置。

孩子近视，都是电子白板惹的祸？

 Case7

刚成为小一新生的凯凯，来到诊所做了基础检查，接着搭配短效散瞳剂后进行再次验光，得到验光值 −1.0D，也就是近视约一百度的结果。

陪同在侧的爸妈两人一脸难以置信的模样，爸爸先是询问："医生，是不是哪里搞错了？在家的时候，我们都很小心管控孩子看电视跟使用电脑的时间耶！怎么可能近视？"

于是我先稍微说明近视成因："孩子的成长型近视，不一定是 3C 造成的……"

还未说完，若有所思的妈妈突然说："我知道了！都是因为学校老师让孩子看电子白板上课啦，难怪小孩会近视！"

爸爸紧接着加入："对对对！还有电子书包、线上教学，真不知道为什么要用这些 3C 产品荼毒小孩的视力健康。"

其实，就跟在家保持距离观看电视一样，学校里的电子白板，对孩子来说都属于中远距离的望远凝视，并不会直接造成近视。关于其应用于教学的优缺点，这里暂不做讨论，但目前至少在医学文献上，还找不到有关"电子白板直接造成近视"的证据哦！且近视问题不断恶化是近三十多年来的问题，而电子白板投影机的普及使用不过是短短数年的时间，最近几年来，台湾学童的视力不良率不但未再提升甚至有些微下降，由此大数据也可间接推证电子化教学并非造成学童视力不良的元凶。再加上学校教室空间宽广，也有下课休息的时间，皆不构成"长时间、近距离连续用眼"的近视充要条件，所以家长们实在无须对电子白板过度恐慌。

在美国视光协会 AOA 的文章中提到："'近视'是指看远看不清楚，但看近清楚的视光疾患，近视患者可能在家看不清楚电视，或在学校看不清楚电子白板（whiteboard）。"

若发现孩子看电子白板时会有眯眼状况，就表示他看不清楚、视力不良，需要矫治，这样一来，电子白板反而成了"视力照妖镜"，可以帮忙侦测出小孩的视力是否有问题。但要是因为电子白板看不清楚，被迫只得低头看书本、写字等近距离用眼，这些才是造成近视的原因。

有人问道："使用投影机时，环境总是暗暗的，对视力难道没有影响吗？"

照明确实很重要，但不代表没做好照明，就　定会造成近视。近视的条件，是近距离长时间累积的用眼疲劳；黑暗中远距离的用眼并不会造成近视，就像夜空观星、看电影，都是不会造成近视的暗视觉活动。当孩子在视力不良情况下又未加以矫正，有可能因为看不到电子白板的字而在黑暗中低头看、近距离用眼，造成近视问题。可见电子白板本身不会直接造成孩子近视，却可能因为家长纵容孩子眼睛有病不医、看不到电子白板而"间接"增加近距离用眼才造成近视恶化。

所谓的"电子化教学"，除了电子白板，还包括电子书包（平板电脑）、个人电脑（PC）教学等。以上电子化教学方式应该要区分不同的使用距离，不可一概而论。比方说，电子白板、投影机都属于远距离，并不直接造成学童近视；但个人电脑、电子书包则属较近距离的电子化教学，若过度使用未中断休息，就很可能直接造成近视恶化。至于运用电子白板、投影机时，建议可针对以下两点略作改善：

1.更换旧设备，改用更高流明数、不必关灯也能清楚显影的电子白板投影机。

2.若需要关灯时，则应宣导学童在关灯时不可低头看书或写字，只能专注观看前方荧幕。

电子化教学是全世界的趋势，与其盲目反对，不如针对问题正面解决，个人以为正确地使用电子白板，可以达到兼顾教学效率及视力健康安全不相冲突的双赢结果。

2-10 别等近视狂飙才治疗，及早正确使用散瞳剂

十岁的晴晴，这一次由奶奶陪同看诊。我看着病历，发现她两年前就来到诊所固定拿散瞳剂，从初诊开始度数即稳定控制在三百度左右，但后来却不再保持定期追踪的习惯，只有每半年才会拿着视力不良通知单回诊。

但这次，她的度数已经飙升到四百七十五度，我问她为什么不再点散瞳剂了。

晴晴答道："妈妈说散瞳剂是毒药，很不好。"

我再问："你点了会感觉不舒服吗？"她摇摇头。

我再问奶奶："原本可以控制得很好，怎么放弃治疗了呢？"

奶奶无奈地说："我也没办法，她妈妈只让我带来检查，跟我说也没有用啊！"

我内心非常难过，像这样度数一直上升，最后高度近视或甚至失明了，谁来负责？

前几年网络上流传多篇攻击散瞳剂的文章，皆指称散瞳剂是神经毒药（用于瘫痪神经），如果长期使用不只迫害眼睛，脑部神经也会受到影响，文中更呼吁医生们要有良心，国外早已禁止使用……经由转载，让许多受到惊吓的家长因此停点散瞳剂。然而，这些读来惊悚的内容并非由眼科专业人士所写，文中的内容不仅似是而非，并且缺乏实证医学的支持。所幸，经由眼科医师长期以来的推广宣导，现在已有愈来愈多医院诊所提供各种浓度阿托品药水治疗儿童及青少年的成长型近视，的确是近视医学防治上的革命性进展。

➡ 控制近视的药物首选——阿托品

事实上，当前唯一医学长期研究证实可有效治疗近视的第一线临床药物即是阿托品（Atropine，属于长效睫状肌麻痹剂、长效散瞳剂）。但过去惯用的高浓度阿托品药水因为会产生显著畏光、模糊、面部潮红、心率增加等副作用，故患者接受度不高；近几年欧美及亚洲各国则倾向采用低浓度阿托品治疗儿童近视，不但副作用较少且相容于足度光学矫正，可组合出更安全、有效、舒适的近视疗法。散瞳剂依作用时间与剂量高低，可以分为长效、短效、高浓度、低浓度等四大类，以下分别说明：

1. 中高浓度长效散瞳剂

代表药物就是阿托品（Atropine），市售浓度从0.125%~1%，是目前公认对抗近视效果最好的单一药物治疗选项。但药物浓度愈高其副作用也愈大，最常见的副作用为严重畏光、近距离视力模糊、面部潮红、心率增加，其他少见的副作用包括眼睑或结膜过敏等。如果医师未事先解释可能发生的副作用，很多小朋友及家长往往在初次点药后便被吓到或发生疑虑，即使拿了药也不敢再点，因此错失药物控制的机会，相当可惜。

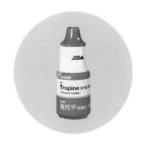

2. 低浓度长效散瞳剂

为了减少高浓度长效散瞳剂的副作用，近年来国内外都有医学论文研究以更低浓度的阿托品达到理想的近视控制效果，常见浓度包括0.05%、0.025%、0.01%等药水。随着浓度降低，副作用大幅减少，也提高了小朋友点药的舒适度及耐受性。然而，低浓度散瞳剂对于近视的纯药理控制效果却可能比不上高浓度药水，因此需要搭配更严格的视力保健习惯以及适当的光学矫正，才会有好的控制效果。

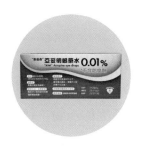

3. 中低浓度短效散瞳剂

最常见的短效散瞳剂成分为0.5% Tropicamide（即托吡卡胺，常见有 Sintropic、Better、Picon 等药水），作用时间只有四至六小时，等于前一晚点了之后，隔天醒来几乎就没有副作用，小朋友接受度较高。但仍有一个缺点，就是点了容易感到刺痛，有些孩子因此哇哇大哭从此不敢再点。其更大的缺陷，即此成分在目前研究上并没有显著的长期控制近视效果，临床上并不算是称职的近视控制药物。

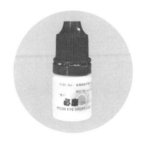

4. 高浓度短效散瞳剂

成分为1% Tropicamide（常见有 Alcon Mydriacyl），通常为医院眼科所开立的药物。1% 短效散瞳剂点起来的刺激感比 0.5% 还要强烈，同时也有缺乏长期控制近视疗效的问题。

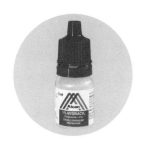

注：本节各照片为药品实物拍摄，仅便于本书解说之用。各该药品之商标、名称及内容之商标权、著作权等权利皆为原权利人所有。

针对当今医学普遍使用的低浓度散瞳剂，还有几个常见的迷思与疑问，解说如下：

1. 低浓度散瞳剂指的是Low Dose Atropine（LDATP），也就是浓度较低的阿托品药水（浓度通常是在0.1%以下）。坊间常会将短效散瞳剂（Tropicamide）误称为"低浓度散瞳剂"，事实上短效散瞳剂的浓度一般都在0.4% ~ 1%，浓度一点都不低，其效果较短但治疗近视的效果不佳，切勿将其与低浓度长效散瞳剂混淆。

2. 低浓度阿托品具有相当的正向治疗作用，且副

作用微乎其微。传统上，我们会以患者的散瞳副作用来确认药物是否有效，但在低浓度药物的领域里，却要打破这种对应关系。有些家长会质疑道："为什么我们家的孩子点了这散瞳剂一点都不畏光，有效吗？"其实这可能是多虑了！只要医师判断近视能被有效控制住，同时使用的药物副作用更少、更舒适，这正是求之不得的结果啊！

3. 低浓度散瞳剂通常需要和足度光学矫正配合使用，方能达到最佳效果，而光学矫正指的即是镜框眼镜、角膜塑形或隐形眼镜等显著方法。过去使用高浓度阿托品的时代，由于会造成显著的近距视力模糊，而经常无法相容于足度的光学矫正；但低浓度散瞳剂对近距离阻断的药效较低，其中的疗效落差便可由足度光学矫正补足。如果没有做好光学矫正，则低浓度散瞳剂的疗效反而会逊于高浓度药物；但若做好光学矫正，那么低浓度散瞳剂的治疗效果，甚至会优于"光学矫正不足配合高浓度药物"的传统组合。

4. 低浓度阿托品作用时间虽然仍可能长达数日之

久，但因为衰退较快，所以**仍建议每日施点才能维持较佳疗效**。传统上，高浓度散瞳剂每周点一至二次，或每二至三日施点一次的做法，可能不适用于低浓度散瞳剂。

5.近年来，已有多篇国际权威期刊登载论文证明**低浓度阿托品能安全有效治疗儿童近视**，且副作用微乎其微，因而受到全世界许多国家的欢迎与采用。过去常等到近视超过一定度数才开始介入治疗的消极思维，至此应该彻底改变了！我们可将低浓度阿托品用于抢治幼龄早期近视患者，甚至是接近零度的轻度远视的早期防治，以期达到预防胜于治疗的积极目的。

你知道孩子点的是哪一种散瞳剂吗？不如现在就去确认一下药名与种类吧！此外，请记得，散瞳剂对于近视通常是必要的治疗，请勿因恐惧而自行停药，若对散瞳剂有任何疑问，赶快跟孩子的眼科医师好好讨论吧！

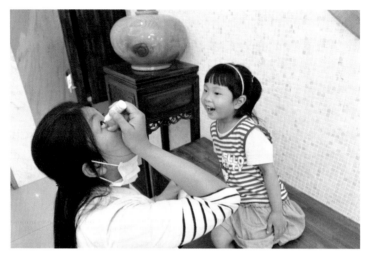

▲ 点散瞳剂前，父母先可利用小技巧试点其他药水，让小孩不会心生恐惧。

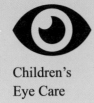

Children's
Eye Care

Part 3

弱视＆远视的正确认识与
治疗对策

3-1 弱视、远视、散光：屈光不正必知二三事

上一个章节所说的近视及散光，都是属于屈光异常表现，其中近视乃光线聚焦在视网膜前面，看近较清楚、看远会模糊的情形；散光则是影像无法聚焦在同一焦点上，导致视觉分散的现象。至于远视，也在屈光不正的范畴内，指的是光线聚焦在视网膜后面，

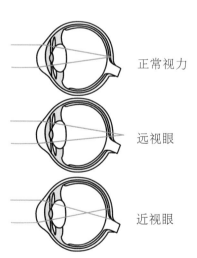

正常视力

远视眼

近视眼

▲ 正常视力、远视、近视眼的光线聚焦位置

无论看近看远都模糊，但相较之下看远仍会比较清楚。常发生于孩童的弱视问题，是因视觉发育不良造成视力低下的情形，通常会排除掉眼内不可修复的结构异常问题，其中绝大多数由屈光不正所引起。

弱视的成因和治疗

所谓"弱视"，是指视觉系统在儿童时期没有得到良好发育的阶段性结果，若在后续不加以正确治疗，成年后通常无法再进一步补救、矫正视力。弱视有其医学上严格的定义，一般单纯由近视、散光所造成的裸视表现不佳并不符合弱视的条件，必须排除已知的屈光或视觉光学途径问题，才能最终诊断为弱视。简单说来，只要用镜片能矫正为正常视力的状况，都不算弱视，另外可由其他明确疾患解释的视力问题（如青光眼、视网膜脱离等），也不能直接诊断为弱视。

儿童弱视最主要的原因来自眼球屈光不正，亦即

散光、远视、近视或两眼不等视等问题，在医学上称为屈光性弱视（Refractive Amblyopia），通常发生在远视一百度以上、散光两百度以上、高度近视五百度以上或双眼有显著视差的患者。如果两眼度数相近，则常发生双眼弱视；若两眼之间存有显著视差（度数差异），则容易导致度数较高的眼睛发生单眼弱视。另一个造成儿童弱视的重要因素就是"斜视"（眼位不正），像是大家最熟知的"斗鸡眼"，即为内斜视；而俗称的"脱窗"就是指外斜视，都有可能是儿童弱视的原因之一。临床眼科医学常将斜视与弱视相提并论，统称为"斜弱视"，足以说明两者之间关系非常密切。此外，其他眼疾也可能导致弱视，例如先天性的白内障（Congenital Cataract）、先天性眼睑下垂（Congenital Ptosis）、眼球震颤（Nystagmus）等疾病，都可能通过遮蔽或影响眼球定位对焦，而造成弱视的结果，需要由眼科医师详细检查才能找到病因加以治疗。

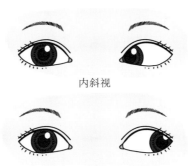

内斜视

外斜视

▲ 内外斜视也是造成儿童弱视的原因之一。

➡ 家长该如何发现孩子有弱视?

严重弱视的孩子常会有歪头、斜眼、容易跌倒、运动学习能力较差的问题，但大多数弱视的孩子却不会表现任何容易察觉的症状，往往需要经由基本的视力检查才能被筛检出来。然而孩子通常要三岁以后才能够配合完成视力检查，在还无法测出视力之前，幼儿也可以先接受验光、眼位及眼部结构检查，提早筛检出可能造成弱视的风险因素。建议最迟到四岁以前就应该到眼科接受诊查，一旦发现疑似弱视，就要密集回诊追踪。**先天弱视虽然无法预防，但可以做到早期发现、早期治疗，若有弱视家族病史的爸爸妈妈，更应格外注意孩子是否有弱视问题。**

屈光性弱视的主要治疗方法，就是戴上眼镜矫正进行视觉刺激，若两眼存有显著不等视，可能还需要适度遮蔽好眼，训练劣眼以提升视力，因屈光不正所导致的弱视者通常仍需先行正确配镜矫正后再辅以遮眼刺激弱眼，才能得到理想的治疗成效；斜视者除了配镜，也应以手术（包括肉毒杆菌素肌肉注射疗法）矫正；其他疾病所导致的续发性弱视问题（如白内障及眼睑下垂等）则需借助白内障手术或眼睑整型手术来去除遮蔽因素进而改善视力。

▬ 远视的成因和治疗

相较于其他眼睛异常状况，很多人一听到"远视"常误认是好事情，以为可以像千里眼一样看得很远。远视其实是一种模糊失焦的光学疾病，但由于人体有自动对焦的生理功能，可以克服轻度远视而正常视物。然而，当发育中的孩童有**"高度远视"时，就可能因为眼睛常处于失焦状态而影响大脑视觉的发育**。若经医师诊断确认为高度远视造成弱视，则应及早配戴正确度数的眼镜矫治。许多家长担心"戴上眼镜就一辈子拿不下来"而排斥配镜治疗，事实上，矫正弱视的眼镜通常只是暂时性的治疗用途配镜，只待未来几年内视力恢复正常，就有机会拿下眼镜不戴，这和印象中不断加深的近视配镜是完全不同的用途，无需过度联想！

除了高度散光可能造成弱视，远视也可能是弱视的成因，如果孩子同时有远视及散光，更易造成弱视，尤其是两眼屈光度数差异较大时，常会造成其中一眼的严重弱视。这时不仅需要配镜，还可能需要把视力较好的眼睛遮起来，加强训练弱视眼，因为度数差异会影响较弱的眼睛无法充分发育，依照"济弱扶倾"的精神，暂时将视力较好的眼睛遮起来休息，让弱视眼有被刺激、训练的机会，正是标准的治疗原则。

3-2 愈早治疗弱视，效果愈好!

+ Case1

"医生我该怎么办? 学校说我的孩子可能有弱视……"一位年轻妈妈带张"不及格"的视力通知单, 急着找我帮忙。

我赶紧安慰她:"先别紧张, 学校只是做视力筛检, 要经过检查才能确诊你家弟弟有没有弱视!"

经过详细的验光及视力矫正, 发现弟弟右眼远视有一百五十度, 左眼远视高达三百度, 另外两眼各约一百度散光, 最佳矫正视力分别是右眼0.9, 左眼0.5。我说:"弟弟确实有弱视情形, 尤其是左眼因为远视度数比较深, 弱视比右眼还严重喔!"

妈妈听了大惑不解:"我不懂耶, 左眼远视比较多, 不是应该视力比较好吗? 医生呐, 我听人家说无论如何, 都不要让他戴上眼镜!"

传统治疗屈光性弱视的方法，其实就有很好的疗效，需要用上的可能就是一副正确的眼镜、遮眼布，或再加上散瞳药水以及适当的用眼刺激训练。借由正确配戴眼镜，搭配贴眼与遮蔽好眼、强迫使用弱视眼，即能达成治疗效用。并且，多数患者只要在家就能进行有效的弱视训练方法，不一定需要花大钱或耗费太多时间常常跑大医院。

家长为孩子进行弱视治疗时，特别需要注意的是：儿童的年龄绝对是最重要的考量因素，一旦发现孩子有视力不佳的问题，必须赶紧着手矫治，以免错过黄金治疗期。儿童视力在五岁时通常已能发育至八九成以上，弱视者若能在六岁以前治疗，一般都有相当不错的成果；到了九岁，孩子的视力发展差不多已成熟，若拖到此时才开始治疗，通常进展会比较慢。

若孩子已超过九岁却仍有弱视，难道就没法可治了吗？请不要灰心丧气，美国曾有一项大型研究（Amblyopia Treatment Study）指出，九至十三岁孩子的视力，仍有相当的成长空间，只要积极正确治疗，还是有机会提升弱视眼的视觉能力；至于十三至十七岁之间的青少年，虽然仍有进步的可能，但效果有限；若拖延到十七岁以后，则治疗空间微乎其微。总结来说，一发现孩子有弱视，就要赶快接受治疗，且愈早愈好！另一方面，弱视的矫正标准也因年龄而有差异。一般说来，三岁小朋友的最佳矫正视力标准为 0.6，四岁孩子的标准提升到 0.8，五岁孩童一般就得达到 1.0 的矫止视力，大致上以足岁年龄乘以 0.2，就是最佳矫正视力的标准值。如果一个三岁儿童的最佳矫正视力为 0.7，虽然未达 1.0，但考量年纪因素，他并不算是弱视者；但当孩子成长到五岁时，就算最佳矫正视力进步到 0.8，却可能会被诊断为弱视，而需要进一步的评估处理了。

此外，正确配镜是治疗屈光性弱视最重要的一环。只要遵照医嘱戴上眼镜半年至一年，通常都有非常显著的视力进步。临床经验上常碰到家长因误解而拒绝配镜，造成孩子一辈子的视力损失，着实令人扼腕。切记：**弱视儿童经过治疗，只要达到视力目标，往后**

有可能摘掉眼镜，切忌听信谣言而拒绝配镜治疗。矫治过程是一时的，但视力却是一辈子的。爱护弱视儿童的视力健康，请务必与专业的医师配合，把握弱视的治疗期。

3-3 弱视治疗，也能在家自己做？

+ Case2

一位妈妈带着六岁的女儿来看诊，诉说小妹妹因为双眼高度远视伴有散光，过去两年来每周不间断大老远去某医学中心做弱视训练，为此花了许多时间与金钱，全家苦不堪言。

检查后发现小妹妹的矫正视力达到 1.0，我说："你的辛苦有了回报，照顾得很好！"

"那以后能不能每周都来你们诊所做弱视训练？"

我说："目前她的视力已经达到正常水准，已经好了，自然不必再做弱视训练，只要继续戴眼镜，定期回诊追踪就好。"

妈妈露出如释重负的笑容，接着问："有个邻居的孩子也是弱视，那我这就回去介绍他们就近来这里做弱视训练。"

"其实，我手上多数的弱视孩子，一旦正确诊断治疗后，很少需要密集定期来做弱视训练，因为现在家家户户都有电脑、平板、手机，只要教导正确的训练方式，在家就可以自行做好弱视训练。"

这时妈妈忍不住大惊："什么！难道我们以前每周北上训练，根本是不必要的？"我连忙解释道："话不能这样说！请听我细细道来……"

弱视治疗有一定的规范与方法，如果患者无法在家里自行做好弱视训练，传统上就是定期回诊做弱训，顺便也能检测视力的进步情形，这是负责任而严谨的做法。不过，对于路途遥远的患者，考量交通与时间成本，若是可以在详细解说并训练后，让病患于家中天天进行弱训，每隔一段时间再回诊检查进度，这样的方式就更经济也容易被接受。

治疗单眼弱视的原理，是必须强迫患者运用"视力较弱"的那只眼睛。换句话说，即遮住视力较佳或平日较偏爱使用的利眼，让另一只劣眼接受较多的刺激。如果是双眼视力相近的屈光性弱视，通常不需要遮眼，只要戴好眼镜多接受视觉刺激即可，坊间非常流行的"轮流交替遮眼"并没有医学上的实证益处，等于多此一举。

弱视的治疗以"持续性深度刺激"所带来的效果最佳，因此可以让孩子多用弱视眼进行绘画、读书、看电视、打电动等活动；若只是望远凝视、走向户外看大自然绿色植物这类的远距低度刺激，治疗弱视的效果强度反而不人理想，这和一般人认知的"近视护眼保健原则"常常是相反的，千万不要混淆误用而造成反效果。另外要注意的是，若有近视的问题或疑虑，就不适合使用近距离的视觉刺激（即应避免使用手机、平板、画图等近距离强烈刺激），可以改用距离五十厘米以上的电脑荧幕，或距离1.5米以上的大荧幕电视，进行较远距离的替代视觉刺激，即可避免产生近视问题。现在许多医疗院所都有提供训练弱视的软体器材，而今3C产品十分普及，有趣益智的电动玩具同样可以达到治疗效果，父母并不一定只能选用某一套特殊软体器材来治疗孩子的弱视，只需注意软体游戏最好能具有多元的色彩且难易适中即可。

在弱视的刺激治疗上，无论是戴镜用眼遮眼的时间、频率、距离，以及刺激强度、深度等细节都很繁琐，必须经由医师评估指导，而且务必要定期回诊确认效果，由医师根据视力度数变化再做出调整。如果能够这样积极作为，便能安全有效地改善视力，也就不用特别拘泥于是否得到特殊院所进行了。

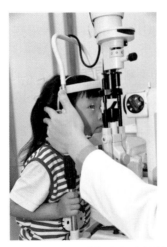

▲ 定期回诊确认弱视治疗效果，才能积极有效地改善视力。

3-4 就算只有 0.02 视力，仍不可放弃治疗机会

四岁十一个月大的小志，来到诊所测得左眼视力正常 1.0，右眼视力却只有 0.02 的结果。原来他的右眼远视高达六百五十度，两年前就被诊断出重度弱视。

我说："小志再一个月就要满五岁，视力标准应该是 1.0，但右眼那么差，问题很大！"

爸爸说："我们之前看过医师，遮眼、戴眼镜都做了，为什么现在视力还是那么差？"

我对此亦感到好奇，于是进一步询问戴眼镜与遮眼的实际情况。

爸爸答："一开始都有戴眼镜，但只要一遮眼，他就会生气地拿掉贴布，这样一年多都没进步，我们想说没效，后来就索性不让他戴眼镜了。"

Bingo！这就是问题的根源。

我说："因为他右眼视力几近失明，当把好眼遮起来时，等于完全看不到，当然不愿意遮眼咯！这时你以为无效便停掉正确的治疗方式，难怪病情没有进展，再拖下去，小志的右眼注定一辈子……"

还未说完，妈妈已经双眼泛红："医生，你一定要救他的视力，无论要花多少钱我都愿意！"

事实上，这对父母并不用花上大钱，就有机会让孩子的视力改善。后来，根据我的建议，小志白天上幼儿园时一律戴着眼镜不拿下来，也不遮眼，仅配戴眼镜正常用眼；但晚上回家后，改成戴着眼镜再把左边镜片贴起来，然后使用 iPad 玩游戏，平常日至少玩一至二个小时，周末时则可延长时间，借着强力的刺激增进右边弱视眼的发育。一个星期后小志回诊，果然矫正视力就进步到接近 0.3，爸爸妈妈更异口同声感叹小志的视力总算有了起色，而且不再排斥遮眼，每天都玩得很开心呢！

弱视治疗的基本原理，就是须针对造成弱视的原因给予矫正治疗。以屈光性弱视来说，主要的治疗方式就是戴上正确度数的眼镜矫正屈光不正，若有显著视力或度数差异，则可能再加上遮眼或散瞳药物以削弱好眼的使用，进而训练刺激劣眼的视力发展；斜视或眼球震颤者，可能需要采用眼外肌调整手术，以改善眼球定位与协调性；若是由眼睑下垂造成遮蔽型弱视，则须进行眼睑整型手术露出瞳孔视轴，以改善视觉刺激发育；而白内障导致的弱视，就要评估接受白内障移除手术。

绝大多数的弱视患童都可通过及早诊断、正确治疗达到非常好的疗效，中途碰到任何问题，一定要和医师讨论沟通，千万别放弃治疗。像小志这样的重度弱视者，早期可能无法接受完整的贴眼训练，则可利用电动玩具来吸引孩子的注意力以达到强迫刺激训练的疗效。**不管是配镜度数或是贴眼等处置，切记都要经由专业眼科医师的建议来进行诊治**，切勿擅自决定，以免弄巧成拙。

3-5 积极追踪治疗，
高度数远视一样被治愈

+ Case4

　　小涵初诊来院时只有两岁，半年后回诊接受散瞳验光检测，发现右眼远视高达三百度，左眼远视却只有七十五度。

　　妈妈焦急地问："这……两眼之间的视差有两百多度呀！"

　　我回答："是啊！而且这么小的孩子远视短少，未来罹患近视的风险提高很多哦！"

　　"那该怎么办呢？她还这么小耶！"我还深刻记得当时妈妈一脸愁容、忧心忡忡的样子。

　　近日回诊，小涵已满五岁两个月，右眼远视两百度、左眼远视一百七十五度，视差从最初的两百二十五度拉到只剩下二十五度，几乎达到双眼等视，且裸视正常的完美状态。

　　回顾两年多来的治疗，只用到了遮眼及低浓度阿托品，甚至连眼镜都还没派上用场，就已经达到理想的双眼等视成果。目前保留的两百度远视，正好应对小涵将要面临的小一近视风暴，衷心期待她远视逐步退度后，最终能保留零至五十度的最佳远视，直至长大成年。

　　关于这一切，到底是怎么做到的呢？首先我请家长训练小孩做左侧遮眼，从一开始的每天　小时逐步增加到每天四小时，当九个月后回诊，果然右眼的远视从原本的三百度掉到两百五十度，而左眼偏少的七十五度远视已经增加到一百二十五度，视差从两百二十五度缩减到一百二十五度，并已可测出右眼裸视在 0.5 ～ 0.6。除了遮眼之外，我再增加左眼每日施点 0.01% 低浓度阿托品药水，以加速视差的缩减。等半年后回诊，小涵的右眼远视退到二百二十五度、左眼远视则增加到一百七十五度，双眼之间的视差只剩下五十度，裸视则达到 0.7 ～ 0.8。待一年后再度回诊，裸视已经可测到接近 1.0 的程度。

然而，高度远视幼童的照顾并没有想象中的简单，家长能够遵照医嘱、天天积极协助孩子进行矫治，是一大重点。此外，以下临床心得也与大家分享：

一、应于幼儿期尽速取得散瞳后验光资料，**愈早开始矫治愈好，在眼科医学上并没有"太小不能戴眼镜"这种事**。

二、**足度全时矫正可以拉近读书、写字时的用眼距离，有利于高度远视患者短小眼球受到刺激生长。**即便要做降度矫正，也不建议幅度太大，否则将不利于远视消退。

三、除了测量视力之外，另一个要点就是应**定期检查散瞳后屈光度数，最好能再加上眼轴测量，以确认眼球生长发育进度。**随着度数变化，也要定期重新验配度数，确保矫治效果。

四、一旦出现视差，可以借由光学、药物调整，或通过遮眼刺激等方式矫治，**最忌讳放任视差扩大，破坏未来双眼的视觉表现。**

五、**一旦出现远视耗尽，即将变成近视的情形，**

应检查、调整眼镜度数，并检讨用眼习惯，甚至开始使用适当剂量之阿托品对抗近视。

六、**高度远视患者需要长期、有耐心的追踪治疗**，不是看到矫正视力达到 1.0 后就放任不管。最好能保送孩子一路到成年达成双眼平衡之最佳屈光度数，那才是确保他得以享用一生的健康好视力呀！

只要及早发现问题，好好与医师配合进行治疗，为孩子量身规划、打造完美视力，绝对不是梦！

3-6　弱视儿童，何时该遮眼？

Gina 今年五岁半，因为幼儿园视力检查不及格前来门诊。

检查后发现，Gina 两眼都有远视三百度，外加散光两百度，两眼未矫正视力皆是 0.4，矫正后视力只达 0.5，确诊为弱视。

我说："这必须要配戴眼镜治疗喔！"

妈妈诧异地说："我们住在乡下，很难找到眼科医师，朋友家也有一个弱视小孩，他教我只要每天轮流贴眼睛，不必戴眼镜，弱视自然会好耶！

"Gina 就那样贴了半年，视力完全没有进步，我发现情况不对劲，才赶紧来找你。"

又是一个"听别人说……"的典型案例，每个人的状况不同，当然不能一概而论啊！

之后，我为 Gina 配上正确的眼镜度数，并交代妈妈要停止为孩子遮眼，视物时都得戴着眼镜。过了两个月，她的视力进步到 0.8，半年后即达到 1.0 的标准矫正后视力了。Gina 的两只眼睛属于屈光型弱视，唯一有效的方法就是得戴上正确度数的眼镜，一旦看得清楚，对应的大脑视觉就会被刺激发展，过一段时间，弱视就可能不药而愈！况且她两眼的视力一样弱，并不存在"视力差异"，根本就不需要遮眼治疗！**只有当两眼视力不均等时，才需要以"遮眼"治疗弱视**。举例来说，某位小朋友的右眼视力 0.9，左眼视力 0.5，此时可能就得遮住视力比较好的右眼，多使用视力较差的左眼刺激其发育。若两眼视力一样差，当我们遮住右眼时，虽然左眼可以专心视物，但右眼却因遮眼而暂时被弱化，不如两眼一起使用则可同时增加双眼视觉脑皮质区的刺激强度。透过 Gina 的这个实例，再次提醒家有弱视儿童的爸爸妈妈们：

一、**小儿弱视并不一定要遮眼**，唯有两眼间存在视力差异时遮眼才有帮助。

二、**"轮流遮眼"只适用于若干斜视检查**，文献上未能证明此法可有效治疗双眼屈光型弱视。

三、显著屈光异常患者无法通过单纯轮流遮眼而得到视力进步，正确配镜才是最重要的治疗方式。

四、弱视儿童若能及时发现且接受正确的治疗，几乎都能达成显著且理想的视力成果！

若你的孩子有弱视问题，请务必让专业的眼科医师协助诊疗，不要再道听途说自己处理，反而延误了病情！

远视造成的弱视，能使用散瞳剂矫治吗？

+ Case6

五岁的 K 小妹，因为高度远视造成弱视，妈妈带她看过两家诊所，第一家诊所开了长效散瞳剂，表示带回家点用之后，两周再回诊追踪；但妈妈不放心，隔天又再带 K 小妹到第二家诊所确认状况。

结果第二位医师说："远视造成的弱视，绝对不能用到散瞳剂治疗，否则会让视力更退步啊！这个药不能点了，只有戴眼镜才有帮助。"

于是妈妈只好再来到我的门诊求助，疑惑问道："前面两位医师的说法天差地别，我实在被搞糊涂了，到底该怎么做才对呢？"

身为第三位被咨询的医师，我必须秉直说句公道话："两位医师说的其实都有道理，但事实的全貌是这样的……"

听我仔细说完弱视的治疗医理后，妈妈终于豁然开朗："没想到光是眼睛都有这么一番大学问，现在我完全听懂了！"

原则上，双眼等视的远视弱视，的确通常不需要用到散瞳剂来做常规治疗，但在某些情况下，还是有可能要使用散瞳剂。

因远视形成的弱视，散瞳剂的运用可分为三个时期个别讨论：

一、**诊断初期**：可能须用到短效散瞳剂（Tropicamide）做现场散瞳验度数的检测，或者回家连续长效散瞳（Atropine）一段时间后再回诊确认真实度数，做为处方矫正度数的重要参考。尤其是幼儿的眼睛调节力较强，若未经过散瞳验光程序，则不容易得到较接近真实度数的验光报告。

二、**治疗初期**：有些小朋友在调节力痉挛的状况下，对于远视镜片矫正产生不适应，甚至矫正视力更退步的情形，可以施点一阵子散瞳剂帮助适应新的光学状态。若以远视减度矫正较不容易出现这种不适应情况，便不需要用到散瞳剂辅助适应。

三、治疗中：针对较低度远视，亦可同时使用散瞳剂以预防近视变化的用途；若是双眼存有显著视差，也会用到散瞳剂做为"药物性遮眼"的选项。例如当右眼远视五百度、最佳视力 0.2，左眼远视三百度、最佳视力 1.0，就可能需要利用遮左眼治疗右眼，或是左眼点阿托品散瞳剂去强化右眼的训练了。

K 小妹看的第一家诊所，开立散瞳剂的目的是为了测得准确的睫状肌麻痹后度数；而第二家诊所说的，是指戴镜矫正治疗稳定后，并不需要长期施点散瞳剂。所以两位医师的说法、做法，都是对的！

若在这类患童身上使用"高浓度阿托品"时要特别注意，通常只适用于短时间的检查或矫正调整用途，若长期使用反而可能影响视力进步；未来若有防治近视或调整视差的需求，仍可由医师开立适当浓度的阿托品药水以达到治疗目的。

另外，虽然降度矫正远视是临床上常见的治疗方式，亦有患者容易适应以及视力表现较理想的优点，但仍可能会造成高度远视患者眼轴不易成长、造成远视不易自然消退的问题，故在治疗后续阶段有可能需要再另外改配较足度的眼镜以刺激远视消退。

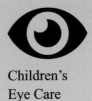

Children's
Eye Care

Part 4

其他儿童常见
眼疾与症状

泪眼汪汪的小婴儿

瑞瑞刚满一岁，是个活泼好动的小男婴。妈妈抱着他来到诊所，说没两句就眼眶泛红："之前的医生说瑞瑞得了先天性鼻泪管阻塞，一定要到大医院进行全身麻醉，动手术才会好。他还这么小，一定要这样吗？"

虽然还是有必要为妈妈解说清楚，但这时我还是得赶紧安慰："你先别难过，其实瑞瑞的情形确实需要处理，但这只是个小处置，只要用泪管通条把阻塞的地方通过去就会好了。不过因为是这么小的婴儿，通常很难配合，为了安全起见，一般还是要全身麻醉再处理的。"

妈妈眼睛愈来愈红，哭嚷道："我不要瑞瑞全身麻醉啦！医生，难道用局部麻醉的方式帮他处理不行吗？"

我点点头，答应为他试一试。

隔周瑞瑞回到门诊，症状仍未因使用药水而改善，于是我先请小儿科帮忙喂药让瑞瑞睡着，之后再抱进诊所准备通泪管。首先为瑞瑞的鼻泪管表面打上一些局部麻醉药，这时瑞瑞醒过来号啕大哭，顾不得三七二十一，在两位护理师的压制下，我用最快的动作帮瑞瑞打通泪管，当生理盐水顺畅地流过鼻泪管，我总算能喘口大气。之后，瑞瑞的溢泪症状果然治愈了，妈妈也终于露出了满意的微笑……

由于鼻泪管结构发育时程的缘故，刚出生的婴儿常有溢泪情形，多数会随着时间改善，但仍有约3%的婴儿罹有先天性的鼻泪管阻塞，九成以上都会在一岁以前自然痊愈。若发现宝宝溢泪的症状未见改善，就应该在一岁以前接受泪管通条治疗，约有95%的概率可治愈。

在接受眼科治疗前，家长可先自行按摩孩子的鼻泪管，八成患者会自愈。要是宝宝鼻泪管出现红肿、发脓症状，则可能是因为鼻泪管炎而引发深层眼部感染，须立即带到眼科院所加以治疗。虽然多数针对婴儿的处置可能需要全身麻醉，但有经验的眼科医师亦可能用镇静安眠加上局部麻醉的方式进行泪管通条治疗。不过，关于治疗对策的决定，都得和医师好好讨论沟通，经过专业评估才可以进行喔！

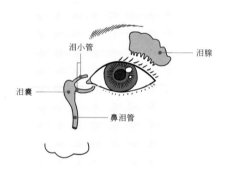

泪小管
泪腺
泪囊
鼻泪管

▲ 鼻泪管构造

4-2 针眼治疗不当，拖延变成大"蜂窝"

+Case2

琦琦今年刚满三岁，右下眼皮长了一颗红红硬硬的肿块。爸妈求助医生后，不断吃药、点药，过了两个月仍毫无起色。这两天琦琦的眼皮肿得愈加厉害，整个眼睛周围都红肿不已，活像个小小蜂窝，于是爸妈拿着转诊单，来到我的门诊。

我说："这是长针眼感染造成的隔前蜂窝性组织炎！可能要住院打点滴比较安全。"

爸爸面露难色道："我和她妈妈都要上班、请假很不方便，没人可以照顾琦琦，真的不能住院啦！"

我看琦琦的蜂窝性组织炎尚在表层，于是同意试着为她手术治疗。孩子服药之后，经过半小时总算睡着了，打了麻醉后，她转醒过来，好在护士阿姨牢牢固定住，没让哭闹坏了事。于是我加快动作，把她的眼睑翻了过来，从内侧切出一个小伤口，挖出一大块脓疮组织。在琦琦的泪水里，维持两个月的脓包总算告一段落。

后续通过口服抗生素、局部抗生素的治疗，约莫一周的时间，琦琦的针眼总算好得差不多，可惜拖了两个月的肿块让她的眼睑多了块橘皮组织，接下来就只能静待时间来修复这块暗沉沉的眼皮了。

儿童针眼一旦发生就要积极处理，寻求眼科医师的判断，经过确诊后给予适当治疗（包括药物或局部处置），切勿拖延。若已有明显肿胀化脓情形，可能需要尽快给予口服抗生素治疗，避免进一步恶化成蜂窝性组织炎或导致更深部的感染。特别是婴幼儿的针眼，如果严重到需要手术处理，也千万不可忌医，以免病情久拖造成感染等后遗症。

假如暂时无法就近找到眼科医师，也可请儿科医师先行评估诊疗，若无法处理时再转诊眼科。当针眼已无法单纯只用药物控制，可能需要进行手术：小范围针眼可于门诊施予局部麻醉后进行眼睑脓疮切开引流术，若遇上较复杂的针眼则需考虑转至大医院进行全身麻药手术治疗。家长如果对于针眼手术的时机与方式有所疑虑，不妨征询第二位医师的诊疗意见再次确认。

　　有针眼体质的孩子，平时居家照护应注意卫生习惯与健康作息：常洗手、减少揉眼动作，并且避免高热量、高油脂食物（如：油炸食品、花生及坚果类、巧克力等），且应保持睡眠充足，补充足量水分。容易发作针眼的孩子平时可常做眼睑清洁以减少眼部脏污，目前有市售方便使用的眼睑清洁组（lid scrub）可供选用，或可利用稀释的婴儿洗发精帮助孩子清洁眼睑以及眼周。一般来说，过敏儿童较容易发生针眼，平常就要做好过敏控制与防护，并避免过度揉眼所造成的针眼发作机会。使用角塑的孩子一旦长针眼，宜尽速回诊由眼科医师处理，若针眼发作严重可能需要暂时停戴角塑，待眼科医师确认后再择机复戴；若遇针眼程度轻微，是否须停戴则交由医师评估。

幼儿也有白内障？！及早治疗重拾健康

　　五岁的 Anna 从三岁起就被诊断出双眼高度近视约一千五百度，伴有屈光性弱视，眼轴长达 28mm 左右，同时罹患罕见的基因缺陷疾病。因为视力停留在 0.2 左右迟迟无法进步，于是转到我门诊里进行治疗。

　　"爸爸妈妈，我建议让她全时戴好足度矫正的镜框眼镜，加强远距离用眼训练，然后调整她的药物剂量，请你们全力配合治疗。"两位家长点点头。

　　一年后，Anna 视力逐渐进步到 0.5 左右，但是妈妈却反映："为什么她最近常抱怨看东西愈来愈模糊呢？"经过再确认，原来小朋友的水晶体已开始出现混浊，亦即罹患了儿童白内障。

　　转诊到大医院评估后，医师决定为她进行全身麻醉的白内障摘除手术。术后，她的度数从原先的高度近视变成四百度左右的远视。接着 Anna 入学成为小一新人，戴着眼镜可看到最佳矫正视力达0.7 ~ 0.8 之间，已经可以顺利学习，视力表现与其他小朋友并没有太大的差异。

说到白内障，多数人的第一印象认为，这应该是属于老人家的眼科疾病。其实白内障也可能发生在婴幼儿时期，而它更是造成全世界儿童失明的重要原因之一。据统计，约每两千到三千个新生儿之中，就会有一个先天白内障的婴儿，他们可能会在不同的时间才被发现诊断出白内障。儿童白内障有各式各样不同的成因，包括了先天基因代谢遗传疾患，如唐氏症、马凡氏症候群（Marfan syudrome）等；或是风疹、疱疹病毒、弓浆虫感染等疾病；其他如创伤、放射线伤害等各式病因也会导致。

防治儿童白内障最重要的原则无他，就是早期发现、早期治疗。父母若发现幼儿的瞳孔有特别的红光反射，或发现视觉表现有异，则应尽早让眼科医师检查是否有白内障或其他眼疾问题。一旦确诊白内障，会严重影响视觉发育进程，医师则会评估是否需要进一步手术治疗。目前对于较严重的儿童白内障唯一的治疗方式，就是手术移除，由于儿童无法于清醒时配合局部麻醉手术，几乎都要在全身麻醉下完成手术。为避免日后的晶体后囊混浊影响视力（亦即二次白内障），通常都会同时施予后囊切开手术加上前玻璃体切除手术。至于人工水晶体，可于手术中同时植入，亦可多年后待孩子较大时再做二次植入。通过植入人工水晶体，也可以借机调整屈光度数，通常会视年龄推算理想的度数，原则上年纪愈小需要保留愈多的远视度数。等手术恢复稳定后，再根据医师处方配眼镜，因学龄儿童有近距离学习、书写、阅读的需求，通常会配予多焦或双焦的眼镜，同时达到看远看近皆清楚而舒适的目的，尔后可能每半年到一年都需要回诊，评估度数变化及换镜的需求。

孩子的视力发展要把握六岁以前的黄金治疗期，一旦发现白内障需要手术，就应积极及早治疗勿拖延；若超过六岁才治疗，在九岁以前仍有一部分的成长发育空间；拖至九岁以后，则视力进展空间较小。值得一提的是，有一部分先天高度近视患者，后续会发现同时罹患白内障，推测很可能与先天的基因或代谢体质异常相关。建议每个高度近视的孩子回诊做散瞳验光的同时，最好也能顺便仔细观察水晶体及眼底的变化。

像 Anna 这样兼有高度近视、弱视以及儿童白内障的复杂先天疾患的儿童，最终仍能通过手术得到矫治，足以见证当今眼科医疗的进步。请家长务必与眼科医师好好配合，一起守护孩子的宝贵视力！

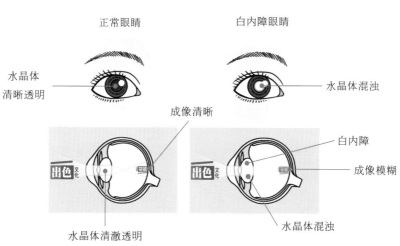

▲ 白内障与正常眼睛的外观与成像差异

4-4 青光眼非中老年人专利，宝宝眼球变大要当心！

✚ Case4

Kevin是个半岁大的小男婴，爸爸半夜抱着他来挂眼科急诊，紧张说道："晚上突然发现他的右眼变得好大，而且颜色发白，到底是怎么回事？"

经测量后，发现小婴儿的右眼角膜直径将近13mm，比左眼的10mm明显大了不少，在裂隙灯下也看到角膜混浊、失去原本应有的清澈特性，因此，诊断他是婴幼儿先天青光眼急性发作。

"什么？这么小的孩子也会有青光眼吗？怎么会这样，该怎么办哪？！"新手爸爸焦急得不得了。

我首先请父亲为Kevin办妥住院，接着给予降压药物治疗，隔日立即安排在全身麻醉下施予右眼小梁网切开手术（Trabeculoplasty）。术后复原良好，Kevin原本异常变大的右眼慢慢恢复到正常的尺寸，角膜也重新清澈了起来。历经持续的追踪，辅以药物控制，多年后皆未再见复发，眼压及视力表现都很正常。

虽然多数青光眼患者发作于成年或中老年时期，但儿童仍有可能罹患青光眼。所谓的先天性婴幼儿型青光眼，特别指的是在周岁以内即发生的青光眼，在新生儿中发生概率约万分之一，若无法及时发现尽快处理，将会造成其中半数儿童视力损伤，甚至失明。

婴幼儿青光眼有三个典型的表现：溢泪、畏光、眼睑痉挛，临床上常常与鼻泪管阻塞、新生儿眼炎、眼睑内翻倒睫等常见问题混淆，需要交由具有经验的眼科医师鉴别诊断。另外有两个很重要的理学检查，即**确认角膜的直径及清澈度**。因为婴幼儿的眼球组织比大人来得更柔软富有弹性，一旦眼球排水受阻造成眼压上升，则会撑大眼球壁，当眼球容积增加时会连带造成眼压同时下降，故在疾病初期并不容易被发现。当眼球被愈撑愈大，变成了所谓"牛眼"的异常大眼，机灵的父母就会发现孩子的外观有变，带到院所检查才诊断出青光眼；像这个案例中的Kevin则是属于单眼发作，出现了左右两眼明显的差异，所以能够提早发现。当眼球被撑大到一定程度无法再扩张，眼压仍持续升高，就会造成角膜病变，当外观看起来变白，于裂隙灯下可发现角膜水肿或组织病变，再加上眼底及眼压等检查便可确诊。

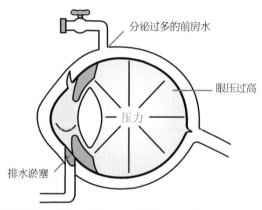

▲ 青光眼是因眼球排水出状况，造成眼压异常。

药物治疗虽然可以暂时降低眼压，但进一步治疗几乎都需要采取更积极的手术治疗，选项包括隅角切开术、小梁切开术（或合并小梁切除术）、各式滤瓣植入术，或最终采取激光、冷冻执行的睫状体破坏术等。因为婴幼儿无法配合局部麻醉进行手术，故一律需要采取全身麻醉施行。手术成功率因病况及个体因素而异，虽然多数反应良好，但也有需要多次手术或切换不同术式的复杂案例。

在此提醒家长们，若家族有青光眼病史，尤其是子女之中已有青光眼者，要特别小心观察新生儿是否出现上述青光眼的病征。一旦发现异状，请尽早带往眼科医师加以检查确认，只要能早期发现、早期治疗，充分遵从医嘱追踪，还是有很大的机会为孩子留住终生视力健康。

4-5 摆脱刺眼流泪，浅谈儿童睫毛倒插的治疗

✚ Case5

Yvonne 是位八岁的小女孩，才刚进入诊所，妈妈就说："医生，她可能是过敏吧，经常狂揉眼睛耶！好说歹说她都戒不掉。"

我发现她眼睛确实有充血跟分泌物较多的症状，检查过后发现，Yvonne 不止有眼过敏症，同时还有倒睫毛的问题。

我开了滋润与抗发炎的药水、药膏，让妈妈带回去点用，之后回诊便发现症状大幅改善，原先的角膜点状破皮也消失了。

"那睫毛倒插的问题怎么办呀？不是会很不舒服吗？"

我跟妈妈解释道："目前孩子的眼睛暂无大碍，持续用药物治疗即可。未来要记得回诊追踪，如果有变化，就需要进一步手术治疗，到时会再帮你们安排，别担心！"

睫毛倒插是门诊里最常见的幼童眼科疾病之一，顾名思义，睫毛倒插即睫毛方向不正确，倒长往内刺激到眼球表面。此一疾患可能造成角膜损伤，进而导致视力不佳、不规则散光，甚至角膜糜烂、溃疡、穿孔等严重并发症，千万不能等闲视之！下眼睑赘皮（Epiblepharon）是儿童睫毛倒插的最大原因，主要是幼童时期的下眼睑边缘皮肤及肌肉特别肥厚发达，造成增生的褶皱，使正常睫毛往内转向刺激到眼表。而下眼睑赘皮通常发生在东方国家的幼童，较罕见于欧美白种人。

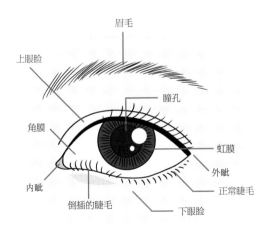

眉毛
上眼睑
瞳孔
角膜
虹膜
外眦
内眦
正常睫毛
倒插的睫毛
下眼睑

▲ 眼部构造及睫毛倒插示意图

对于症状轻微的睫毛倒插，初期可以先尝试内科药物治疗，只要能控制住症状，让眼表角结膜的损伤压制在轻微的程度，不一定需要用到进一步的治疗。反之，若角膜病变持续发作，或影响到视力表现与视力发展时，则应考虑进阶的处置。最简单的倒睫毛保守处理方法，就是请医师在裂隙灯下手动拔除造成问题的睫毛，可立即改善疾病与症状，但缺点是几个星期后又会慢慢生长新的出来；此外，小朋友可能因为害怕、躁动而无法配合如此精细的眼科处置动作，所以手动拔除倒睫毛通常只适合施行于较大孩童。

至于其他治疗方法，包括电烧毛囊及眼睑手术，虽然前者可以局部麻醉用于成人身上，但对于儿童则需要全身麻醉才能施行，倒不如直接考虑成功率更高的眼睑矫正手术。下眼睑赘皮造成眼睑倒插的手术治疗，主要是借由切除过多的皮肤及肌肉组织，修正睫毛方向以避免眼表损伤。因为儿童需在全身麻醉下进行手术，所以医师会在术前安排详尽的相关评估解说，将麻醉及手术的风险降到最低。如果倒插症状不止出现在下眼睑，也出现在上眼睑时，可在同次手术中一并安排处理。

临床上也有倒睫毛合并斜视等其他需全身麻醉手术的幼童患者，可能也会安排在一次手术里完成。为了配合全身麻醉的术前准备及术后恢复观察，以上手术通常还是需要办理住院；关于术后的照护注意事项，只要遵从医护人员的指示悉心照料，不必过度担忧。

睫毛倒插虽然不是特别重大的疾病，但从轻微如Yvonne只需药物治疗的简单个案，到需要住院、全身麻醉手术的复杂案例都有。总而言之，找到眼科医师准确诊断，专业评估治疗对策，通常就可以得到令人满意的成果。

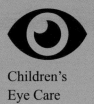

Children's
Eye Care

Part 5

跟着权威医师学护眼，
一生都受用！

5-1 坚持好习惯，近视不上身

"保持距离、中断休息"，是对抗近视最重要的指导心法。

根据我多年行医的临床经验，整理出下列几点心得：

1. 低头写字、距离过近，特别容易造成近视。

2. 读书写字姿势不正确，即使不碰 3C 产品也会近视。

3. 只配眼镜却不改正错误姿势，近视仍会节节加深。

4. 过度使用 3C 产品，会让近视问题雪上加霜。

5. 电视荧幕大、距离远，属于中远距用眼，刻意少看电视并无益于对抗近视。

孩子一旦升上小学一年级，开始面对长时间的书写练习以及阅读等近距离用眼活动，要特别留意为孩子选择适当桌椅，并设法端正坐姿：调整桌椅的相对高度，让儿童的脚、臀、腰部都有支撑，背肩部往后有依靠，上半身拉直勿前倾，呈现三直角的正确姿势；眼睛与桌面保持至少三十厘米以上距离，近距离用眼时间至多三十分钟就要休息五至十分钟，才能适时纾解眼球的疲劳压力。

（○）正确坐姿：

后背靠实，往后得到支撑。

身体打直，才能保持距离。

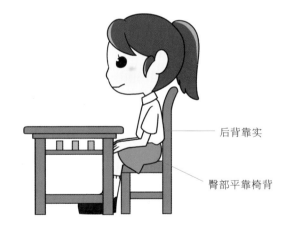

正确坐姿

后背靠实

臀部平靠椅背

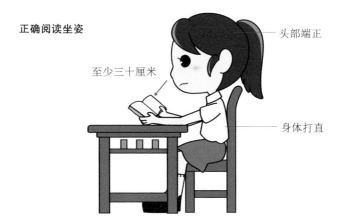

正确阅读坐姿

头部端正

至少三十厘米

身体打直

（X）错误坐姿：

后背空虚，往前寻找支撑。

身体前倾，无法保持距离。

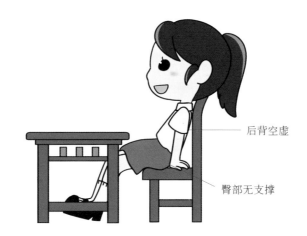

后背空虚

臀部无支撑

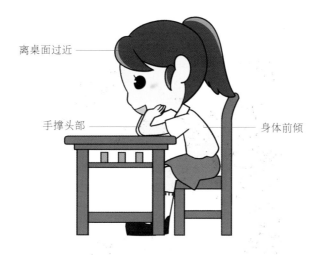

离桌面过近

手撑头部

身体前倾

　　几乎所有老师与家长皆异口同声鼓励孩子大量阅读，看书的好处实在很多，然而唯一的缺点可能就是非常容易造成近视。身为眼科医师，我也赞成孩子多接触书本，但建议家长一定要严守"安全阅读守则"：**保持距离、中断休息。**尤其是已经近视的孩子，家长最好能"全程"陪在孩子身边，而且严格控制阅读时间以及姿势距离：**书本距离眼睛至少三十厘米以上，若能拉到三十五至四十厘米更好，且每次阅读最多三十分钟，中间要活动或眼睛休息至少五至十分钟才**

能继续看书。

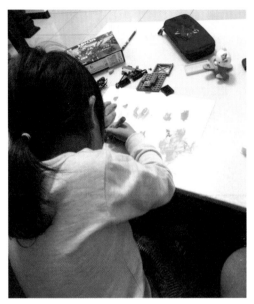

▲ 孩子在近视敏感期应避免过量进行阅读、写字或画图等近距离
用眼行为。

　　阅读、学习是一辈子的事，不必急于在幼童近视
敏感期刻意大量阅读，较能避开提早近视的风险；另
外也可以用影片、播放音频说故事等方式替代阅读，
亦可有效避免大量近距离用眼所造成的眼球压力。

➡ 使用电脑不伤眼的秘诀：大荧幕、保持距离、中断休息

观看个人电脑的距离，介于电视与手机、平板之间，属于中近距离用眼，在医学研究上认为确实可能由此造成近视恶化，但关键仍在于用眼距离及时间的多寡。如果家长能帮孩子选购**尺寸较大、视角广、画质均匀、对比亮度佳的电脑荧幕**，并管控**至少在五十厘米以外观看**，则有助降低所造成的近视负面效应；若能拉远到八十至一百厘米，就更不容易导致近视了。如果键盘鼠标线不够长，可以改用无线键鼠替代；考量人体工学，可以将键盘、鼠标摆放在较低的位置。最好不要让孩子使用小荧幕的笔记本电脑。若非用笔记本电脑不可，则可考虑外接键盘鼠标，较能确实保持距离。管制使用电脑的时间**在一天不超过两小时，而单次时间最长不要超过一个小时**，中间也要注意适当中断休息；若孩子有显著的屈光度数问题，如近视、散光、不等视等状况，用电脑时要全程戴上眼镜，这样才有办法将距离拉远仍能看得清楚画面。别忘了，正确的光学矫正，绝对是帮助保持距离、避免过近用眼的重要方法之一。

5-2 最好的视力保健，就是身体多运动

医学研究证实，只要孩子常待在室内，就容易发生近视，若能增加户外活动的时间，自然可降低近视的发生概率。因此，许多公共卫生教育专家已推动强制达成一定室外活动时间的政策，确实收到了防治近视的显著成果。

坊间曾有此一说："打乒乓球可以让眼球跟着球来回远近对焦，让睫状肌放松再收缩，改善调节能力，因此可以对抗近视。"类似这样的"眼球运动理论"在医学上其实并没有充分的支持证据！然而，打乒乓球的确可以刺激双眼视觉立体感以及肢体动作整合协调，同时因为球和眼睛之间的最近距离会超过五十厘米以上，属于"中远距离"的眼球追焦运动，当然符合对抗近视的定义！对于弱视儿童患者来说，为了打到球，他会努力用眼睛追踪乒乓球的动态，就学理及研究证据而言，这样的视觉运动训练的

确可能有助于弱视进展。但还是要提醒，**打乒乓球虽可视为弱视的辅助治疗，却无法取代传统的弱视矫正配镜以及遮眼训练等经典治疗方式**，这仍应建立在正确治疗的前提下才能发挥效果；处理较复杂的屈光性弱视患者时，若刻意避开光学矫正，意图只以乒乓球训练弱视，不但成效不良，还可能因为视觉障碍，反而导致孩子学习打球时产生不必要的挫折感喔！

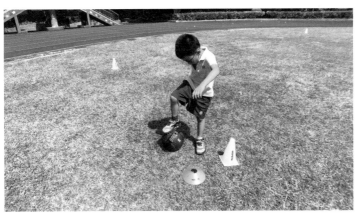

▲ 除了乒乓球外，踢足球也是让眼睛可以"舍近救远"的方式。

严重斜视导致弱视的小朋友由于较缺乏立体感，

打乒乓球的表现可能较为落后，虽然仍可通过训练而建立某种程度的"替代补偿立体感"，但效果有限，建议仍应依医师诊断进行配镜矫正治疗以及训练，或视需要考虑以手术矫正大角度斜视。无论近视或弱视，一切都要在眼科医师的指导下进行诊治，千万别自作聪明，以为打乒乓球便是治病万灵丹。

➡ 户外多活动，正是放松眼球之道

难道只有乒乓球可以特别对抗近视吗？其实不止是乒乓球，其他所有项目的身体运动，包括足球、篮球、躲避球、田径、游泳等，通通都对眼睛有好处！只要能让视线从书本、纸笔、3C产品荧幕移开都好，自然就可以达成"舍近求远"的视觉转换。多数人以为打乒乓球时做了"眼球运动"所以能治疗近视，其实眼球运动本身并无助于近视的改善，打乒乓球的身体运动本身才是真正对抗近视的原理所在。虽然乒乓球只是众多有益于视力保健的其中一种运动，但它属于室内运动，不用受到烈日、下雨等天气限制，而且两个人就可以对打，简单易学又有趣，因此家长与小朋友的接受度很高。站在促进视力保健的立场，确实值得推广普及。

守护孩子灵魂之窗的最佳方法，就是**增加户外活动的时间，不要一直宅在家，由此减少过近距离的连续用眼**，近视概率自然会大幅降低。

5-3 3C 产品并非毒蛇猛兽，距离才是关键！

说到儿童近视，家长第一个担心的往往是电视所带来的影响，不过观看电视的距离通常在一两米之外，与看书、写字只有三十厘米左右的距离相比，是中远距离的用眼，若能距离二米以上更可说根本就是"望远凝视"。至于要不要多看电视，则以家长与孩子之间的生活约定为准，个人认为若能善用电视进行适当的教学辅助及生活娱乐，借此减少过度阅读书写的近距离眼球压力，反而有利于减少近视问题。临床实务上观察，只要能保持适当距离观看电视，其实很难由此造成近视。当然，落实适当的中断休息与时间限制规范，才是正确的观赏电视方式。

同样是 3C 产品，使用手机、平板的距离往往在三十厘米以内，却属近距离用眼，若长时间观看而未中断休息，就可能造成严重的近视问题！尤其手机和平板的内容丰富吸睛且动态十足，若未严加管控，容易让小朋友成瘾无法自拔。建议家长应该与孩子协商，制定手持式 3C 产品的使用方法，例如平日最多使用半小时，假日最多使用一至两个小时，而且每半小时至少休息五分钟才能继续。

另外，尽量以大荧幕取代小荧幕，比方说手机上的内容投射在电视上观看，能在电脑上进行的工作尽量不要在手机或平板上做，或者直接购入 Xbox、PS4、Switch 等电子游戏主机及软体，用远距离的电视画面取代近距离的手机平板，满足孩子的游戏娱乐需求，如此则能相对降低 3C 产品荧幕对眼球造成的近视压力，也算是可行的变通方法。

➡ 配戴抗蓝光眼镜，对近视有效吗？

除了 3C 产品的荧幕之外，蓝光的主要来源其实是太阳，其所发射出来的蓝光照度比起 3C 荧幕高出数万倍！若要说对抗蓝光伤害，第一步是要做好防晒，亦即在艳阳下进行户外活动时，戴上太阳眼镜是绝对必要的防护。

近年有人鼓吹配戴"抗蓝光眼镜"可以对抗近视，其实抗蓝光眼镜本身是设计用来保护眼睛黄斑部的镜片，目前无法积极证明无度的抗蓝光眼镜具有防止儿童近视的临床效果。

近年更有许多研究指出蓝光可能有抑制近视成长恶化的效果，若我们刻意把蓝光过滤掉，从学理上可能反而不利于近视的控制，当然更不可能由此帮助近视的控制咯！

当然，抗蓝光眼镜可稍微改善小朋友因点了散瞳剂之后感到畏光的副作用，但相较之下，自动变色镜片在遮阳防晒方面的表现则更加理想。

⇒ 热敷或穴道按摩，是否有益？

有医学研究指出，对眼睛周围进行热敷确实可能降低视觉的疲劳，而连续近距离用眼一段时间后的热敷确实也可以达到中断用眼的效果，因而可能减缓近视的恶化程度。

依此推论，其实冷敷也同样能达成中断疲劳的效益，所以温度并不一定要特别讲究，可以配合季节、看孩子喜欢什么温度，或者简单地起身洗把脸、伸伸懒腰，效果大概都差不多。

而耳穴或眼穴按摩因牵涉到中医经络原理，无法用传统眼科医学解释，但我认为只要力道适中，让孩子觉得舒服，则有助促进亲子关系，亦能达到帮助眼球休息。建议可在眼球外的眼窝骨附近轻按，就有不错的舒压效果；亦可延着眼窝框缘或耳朵、脸部其他适当部位平均轮流按压，避免同一个位置连续重压；需特别注意：按摩过程勿直接按压眼球，以免用力过度反而造成物理性伤害。

Check！改善视力问题总体检

"为什么孩子配了眼镜，近视度数还是一直增加？"

"努力配合点了散瞳剂，度数怎么又往上升呢？"

"小孩的弱视，为何一直没有进展？"……

诸如此类的家长烦恼，总是不断在诊所被问起，在本书的最后，一并将解答整理出来，所有满怀困扰的爸爸妈妈们，请确认以下几点是不是都做到了喔！

➡ **配戴眼镜总体检**

☑ **1. 眼镜到底配了什么度数？足度还是不足度？**

首先，该配的眼镜配了吗？度数配足了吗？眼科学与视光学的教科书皆明确指示，儿童近视的矫正以"足度"为宜，事实上坊间近视学童配戴的却多是"不足度眼镜"，最常见的原因是"怕足度不舒服"或"家长要求降度"。近年来已有许多研究论文证实**"不足度矫正近视，不但无益于近视控制，甚至反而会造成近**

视加速恶化"。长期以来，近视控制不佳，最大的元凶可能就是"刻意降度矫正"的陋习啊！至于何谓"足度矫正"？在眼科学上以睫状肌麻痹后验光度数（或俗称散瞳验光）为准，在视光学上则以 MPMVA 等检测方法判定，只要交由专业的眼科医师及验光师足度正确验配，就会得到更理想的矫治成果。

☑ **2. 眼镜配了，有没有戴上？**

许多儿童配了眼镜后却很少拿出来戴，只有上课看不清楚黑板上写的字时才拿出来当"望远镜"用，以为读书、写字只要趴近看得清楚就不必戴眼镜。事实上，近视的光学矫正原则除了"足度"之外，另一个重点就在于"全时"。所谓"全时"指的是**除了看远不清楚需要戴眼镜外，看近也需要进行光学矫正，才能拉远距离看清楚而不需要趴近才看得清楚**。细问近视控制不好的孩子，几乎都犯了"看近不戴眼镜"的毛病，反倒是那些把足度眼镜一直挂在脸上的孩子，度数通常会比较稳定反而不易快速恶化。探究角膜塑型或佩戴特殊隐形眼镜等研究上控度效果较佳的光学矫治方法，皆符合"足度全时光学矫正"的临床实作，且不论光学结构原理的差异性，"足度全时光学矫正"准则正是治疗儿童近视能否成功的关键！

☑ **3. 戴了眼镜之后，有没有配合使用阿托品？**

多数家长都以为近视儿戴了眼镜后就不必再点散瞳剂，甚至误以为戴眼镜与点散瞳剂之间互相冲突只能二选一。事实上，**戴眼镜属于光学矫正、阿托品属于药物治疗**，前者矫正了光学上的问题、后者阻断了过近视物的能力，若能并用则可达到相辅相成、更加理想的治疗效果。过去惯用高浓度阿托品的年代，的确无法兼容于足度眼镜矫正（因为会造成戴眼镜无法看近的副作用），变通的做法是改以降度矫正或改配双焦或多焦眼镜配合高浓度阿托品治疗；自从发明了低浓度阿托品药物之后，足度眼镜矫正与低浓度阿托品刚好可以组成效果不错的治疗选项，这样的组合可说是对抗近视最经济实惠的双打拍档！当然，光学与药物之间该如何搭配与剂量调整，就得交给眼科医师发挥专业与技术来为您解答了。

☑ 4. 坐姿改正了吗？用眼习惯改善了没？

若坐姿歪斜、垂头低趴坏习惯不改，再厉害的医师看了都摇头啊！眼镜配得再好、阿托品点得再强，甚至开了角膜塑形大绝招，可能都敌不过坚持看近不休息的虐眼小淘气。除了上述足度全时光学矫正以及低浓度阿托品的辅助治疗之外，成功对抗近视的秘诀仍不离**"端正坐姿、保持距离、中断休息、户外活动"**等视力保健箴言。若能落实改善用眼习惯，再配合光学与药物等多种复方治疗，则冻结近视乃至于度数回退都不再是神话梦想了。反之，上述视力保健基本功若做得不到位，就会让所有的治疗方式效果全部大打折扣喔！

— 使用散瞳剂总体检

也有人问：散瞳剂天天点，为什么近视度数还是一直增长？若是施点散瞳剂后却效果不佳，通常要考虑下列四个可能性：

☑ **1. 只在每天晚上睡前点"短效散瞳剂"？**

短效散瞳剂（Tropicamide）作用时间只有四至六小时，若只在晚上睡前点一次，隔天醒来其实已失去药效，无法产生抑制近距离用眼的效果。若真要点Tropicamide短效散瞳剂来控制近视，可能需要改成早上、中午、傍晚各点一次，每天点三次，这样才能发挥控制用眼距离的药理效果，但多数孩子不太可能配合这样麻烦的做法，故在实证医学教科书上认为短效散瞳剂缺乏长期控制近视效果，并不算是理想的近视控制药物。再强调一次，目前临床上用来治疗近视的药物中，**唯一被证明有显著效果的第一线用药只有低浓度长效散瞳剂阿托品（Atropine）**，其他可能有帮助的药物，可能还在研发中或受限于价格成本因素而未普及。

☑ **2. 是否经常施点？**

很多小朋友学期初拿到视保单，去眼科盖完章拿到散瞳剂，有些人直接把药扔了，有些人乖乖点完后没有继续回诊，待下次再拿到散瞳剂又是半年后的事了，这样半年点一瓶药、甚至只点几滴药水，当然效果不佳。如果是低浓度长效散瞳剂，一般建议每天施点效果最好；若是高浓度长效散瞳剂，可依医嘱隔天施点、或是每周施点数次，也可能有持续的效果。总之，施点方式务必与医师准确讨论清楚，**千万不能想到才偶尔点，否则疗效不容易累积呈现**。

☑ 3. 近视加深后，有没有配眼镜？

低浓度长效散瞳剂虽然在对抗近视上，疗效不错，但当近视加深到一定程度之后，通常无法只靠药物即完全控制住度数，此时需要配合眼镜等光学矫正才能得到更好的控制。在近视眼镜足度矫正之下，再加点散瞳剂，可能会发生近距离模糊的副作用，此时的解决方法就是调低长效散瞳剂的浓度，若坚持施点高浓度散瞳剂，则可搭配多焦或双焦等阅读辅助眼镜加以克服。

☑ 4. 点完眼药水，有闭眼吸收吗？

很多人可能不知道，点完眼药水后必须闭眼吸收。以治疗儿童近视的阿托品药水来说，在进入眼球前房后由虹彩及睫状肌吸收，建议**闭眼时间至少一至两分钟**。由于阿托品通常于睡前施点，所以孩子点完可直接闭眼睡觉，借由睡眠时间吸收进入眼内。依吸收比例不同，可能会产生不等程度的畏光及近距视力模糊等副作用，如有疑虑则可回诊由医师决定是否调整药物浓度，并指示适合点药的方法。

最后还有一点提醒，无论采用了何种治疗方式，家长皆应带孩子定期回诊，通过散瞳后验光或光学眼轴长度测量精确掌握视力病况，全心配合医师做出调整对策，这样才能帮助我们的宝贝成功对抗近视恶疾！

— 用眼习惯总体检

近视医学博大精深，千言万语也说不尽；若只能提示八个重点，我会说的是：

一、拉远中断

用眼距离决定近视发展的强度。坐姿务必端正，靠背勿低趴，尽量拉远距离，多进行户外活动、宜减少书写阅读。要使用计时器，每坐半小时就起来活动五至十分钟，避免连续用眼的伤害。

二、早期防治

幼儿要尽早测量到散瞳后真实度数，尔后定期追踪视力度数变化，一旦散瞳后远视短少、有近视风险，就要及早介入调整用眼习惯，甚至考虑开始进行预防性药物治疗。

三、坚持长效

只在睡前点短效散瞳剂并无法有效控制近视，宜选择长效药水（阿托品）才有效，配合降压药水亦可能有助于控制近视。高浓度阿托品效果优于低浓度药水；低浓度阿托品副作用较小但效果稍弱，常用于早期防治。

四、足度全时

一旦确认真性近视，宜尽早验配足度眼镜矫正，且应全时配戴，尤其看书、写字等近距离用眼时更要戴着眼镜。单纯使用双多焦眼镜、降度矫正，或是近距离不戴眼镜，不但无法治疗近视，还可能造成加速恶化的反效果。

五、进阶选项

角膜塑形是医学认证有效的近视治疗方法，没有绝对的年龄限制，愈早介入效果愈好。除了角塑之外，亦可选择特殊隐形眼镜矫治近视，目前已有一部分医学论文证实其疗效。

六、复方疗法

使用眼镜、角塑、隐形眼镜等镜片光学矫正后，仍然可以同时并用阿托品等药物治疗，复方治疗效果通常优于单方治疗。

七、眼轴评估

定期测量光学眼轴长数据可进一步分析近视变化，并据以调整治疗对策，角塑患者尤其需要定期测量眼轴以评估疗效病况。

八、持之以恒

任何有效的治疗，包括光学矫正以及药物，皆应持续依照医嘱使用，切勿自行停止放弃，以免造成近视反弹失控。遇到疑虑，皆应经医师诊疗指导才能进行切换调整。